NERVO VAGO.

Scopri Come Sfruttare il Potere Curativo Naturale del Nervo Vago, Alleviare l'Ansia, la Depressione e I Dolori Cronici con Esercizi Pratici Fai-Da-Te.

Copyright © 2021 – Margherita Bernardi
Tutti i diritti riservati.

Questo documento è orientato a fornire informazioni esatte e affidabili in merito all'argomento e alla questione trattati. La pubblicazione viene venduta con l'idea che l'editore non è tenuto a fornire servizi di contabilità, ufficialmente autorizzati o altrimenti qualificati. Se è necessaria una consulenza, legale o professionale, dovrebbe essere ordinato un individuo praticato nella professione.

Non è in alcun modo legale riprodurre, duplicare o trasmettere qualsiasi parte di questo documento in formato elettronico o cartaceo. La registrazione di questa pubblicazione è severamente vietata e non è consentita la memorizzazione di questo documento se non con l'autorizzazione scritta dell'editore. Tutti i diritti riservati.

Le informazioni fornite nel presente documento sono dichiarate veritiere e coerenti, in quanto qualsiasi responsabilità, in termini di disattenzione o altro, da qualsiasi uso o abuso di qualsiasi politica, processo o direzione contenuta all'interno è responsabilità solitaria e assoluta del lettore destinatario. In nessun caso qualsiasi responsabilità legale o colpa verrà presa nei confronti dell'editore per qualsiasi riparazione, danno o perdita monetaria dovuta alle informazioni qui contenute, direttamente o indirettamente.

Le informazioni qui contenute sono fornite esclusivamente a scopo informativo e sono universali. La presentazione delle informazioni è senza contratto né alcun tipo di garanzia. I marchi utilizzati all'interno di questo libro sono meramente a scopo di chiarimento e sono di proprietà dei proprietari stessi, non affiliati al presente documento.

SOMMARIO

INTRODUZIONE

Sembra sia possibile sviluppare un'abitudine nell'arco di ventuno giorni. Che sia vero oppure no, decidere di instaurare un'abitudine quotidiana per lavorare sul tuo benessere psico-fisico è un'ottima scelta. Probabilmente, è per questo che stai sfogliando le pagine di questa guida. Stai cercando degli spunti per scoprire in che modo puoi prenderti cura del tuo corpo e della tua mente e anche qualche contenuto in grado di soddisfare la tua curiosità e le tue domande sull'insorgenza di ansia improvvisa, attacchi di panico, problemi digestivi, infiammazioni, cambiamenti dell'umore, mal di testa e mal di schiena. In particolare, quello che ti interessa sapere è come alleviare in modo naturale questi sintomi. La risposta c'è ed è la stimolazione del nervo vago.

Esistono tracce di conoscenza del nervo vago già nell'arte di Leonardo Da Vinci, che ha dedicato gran parte dei suoi disegni alla raffigurazione dell'anatomia umana, incluso il sistema nervoso e il nervo vago.

Le funzionalità di questo nervo sono state scoperte durante i primi anni del Novecento grazie alle ricerche di Otto Loewi, uno scienziato tedesco che , interessato a scoprire i meccanismi del sistema cardiaco, decise di condurre degli esperimenti sul cuore delle rane, scoprendo che il battito cardiaco dipendeva dalla sinergia del sistema nervoso simpatico e del sistema nervoso parasimpatico e che nel sistema nervoso era presente l'acetilcolina, un neurotrasmettitore rilasciato dal nervo vago che rallenta il battito cardiaco.

Se vuoi scoprire quanto sia importante questo nervo per il corpo e la mente e conoscere esercizi e strategie fai da te per stimolarlo e sentirti meglio, continua a leggere questa guida perché fa davvero al caso tuo. Se, invece, stai cercando una guida che ti indichi le formule magiche per risolvere ogni tuo problema con uno schiocco di dita o una serie di istruzioni per consentirti di poter fare a meno del parere di un medico, chiudi anche questa guida perché i contenuti che troverai non soddisferanno le tue aspettative.

Gli esercizi e le strategie di stimolazione del nervo vago proposti in queste pagine sono da considerare dei consigli, non delle indicazioni rigide, e non si sostituiscono in alcun modo al lavoro di medici e professionisti specializzati nella cura dei sintomi correlati alle disfunzioni del nervo vago né tanto meno alla sua stimolazione.

Il nervo vago è estremamente prezioso per il tuo benessere, eppure se ne parla veramente poco. È il ponte di collegamento che mette in comunicazione il cervello con l'intestino e con tutto il corpo, sprigionando tutta la serie di meccanismi che coinvolgono il funzionamento del sistema endocrino, nervoso, circolatorio e digestivo. Come avrai modo di scoprire nelle prossime pagine, è un nervo dal quale dipende anche il tuo umore perché, con un tono vagale alto, nel tuo corpo predominano gli ormoni del benessere mentre, con un tono vagale basso, predominano gli ormoni dello stress, con calo dell'umore e infiammazioni. In virtù di questa

2

caratteristica, il nervo vago viene indicato come il nervo che ci salva dall'ansia e dalla depressione perché è uno strumento naturale che ti aiuta a raggiungere un maggiore livello di benessere fisico e mentale.

Leggendo questa guida, divisa in cinque parti, scoprirai le potenzialità del nervo vago, come è fatto e che cosa puoi fare per stimolarlo:

la prima parte, Il nervo vago: anatomia e sintomatologia collegata, ha un contenuto teorico e ti spiega che cos'è il nervo vago, la sua anatomia, le sue funzioni e i sintomi infiammatori ad esso collegati. Forse, in un primo momento questa parte potrà apparirti noiosa, ma, a fine lettura, ti accorgerai che è stato utile saperne di più, perché conoscere come funziona il nervo vago ti consente di comprendere meglio come eseguire gli esercizi di stimolazione vagale e di capire perché potrebbero essere efficaci per aiutarti, da un lato, a superare gli stati di ansia e di stress, il mal di testa e il mal di schiena e, dall'altro, a migliorare il tuo benessere psico-fisico;

la seconda parte, Esercizi di stimolazione del nervo vago per il raggiungimento del benessere, entra nel vivo di questa guida e ti suggerisce una serie di esercizi pratici per alleviare i sintomi di collo e schiena rigidi, associati a un malfunzionamento del nervo vago;

la terza parte, Come stimolare il nervo vago con attività facili e divertenti, ti mostra in che modo, attività comuni che sicuramente hai svolto e svolgi anche tu come disegnare, scrivere, ascoltare musica, cantare, danzare e creare oggetti con le mani possono aumentare il tono vagale, migliorare il tuo umore e alleviare i sintomi dell'ansia e della depressione; resterai davvero sorpreso quando scoprirai che, con alcuni accorgimenti, soprattutto imparando a controllare la respirazione, persino una semplice passeggiata, una sana risata e una semplice doccia posso stimolare il tono vagale;

la quarta parte, La meditazione: sfruttare il corpo e la mente per il tono vagale, si concentra sulle tecniche di meditazione e in particolare su alcune posizioni yoga che sono benefiche per stimolare il nervo vago e per prevenire e alleviare ansia e depressione. Attraverso la serie di esercizi proposti, scoprirai che ci sono dei piccoli movimenti che puoi eseguire quotidianamente anche solo per pochi minuti per innalzare il tuo benessere psico-fisico;

l'ultima parte, Nervo vago e alimentazione, offre qualche piccolo spunto per abbinare agli esercizi e alle strategie di stimolazione del nervo vago un'alimentazione sana con cibi che contengono nutrienti e vitamine che hanno un'azione antinfiammatoria e calmante sull'organismo.

COSE DA SAPERE PRIMA DI ESEGUIRE GLI ESERCIZI DI STIMOLAZIONE DEL NERVO VAGO

Prima di lasciarti alla lettura di questa guida, ci sono alcune cose alle quali devi porre attenzione:

ti capiterà spesso di trovare una frase simile sfogliando le pagine di questa guida perché si tratta di un aspetto molto importante: gli esercizi e le strategie di stimolazione del nervo vago proposti sono abbastanza semplici, ma è bene che tu chieda il parere del tuo medico per sapere se sono adatti alla tua condizione fisica;

se hai problemi alle articolazioni o alla schiena, alcuni esercizi potrebbero essere controindicati per te;

in caso di gravidanza, evita di svolgere gli esercizi proposti in questa guida, oppure chiedi consiglio al tuo medico di fiducia;

goditi il beneficio dei consigli che troverai in questa guida e non preoccuparti se ti accorgerai che non riesci ad eseguire alcuni esercizi. Con la pratica quotidiana imparerai;

leggendo le pagine di questa guida, incontrerai molte volte l'avverbio "lentamente", perché è così che devi svolgere gran parte degli esercizi di stimolazione del tono vagale. Del resto, la gentilezza, la pazienza e l'amore per il tuo corpo e per la tua mente sono alla base di tutto, anche del rilassamento.

Buona lettura!

IL NERVO VAGO: ANATOMIA E SINTOMATOLOGIA COLLEGATA

Che cos'è il nervo vago?

Si sente sempre più spesso di parlare di nervo vago perché è stato scoperto che, stimolandolo, migliorano molti sintomi, poiché è un nervo molto grande che si dirama verso molti altri organi del corpo, trasmettendo informazioni al cervello e dal cervello anche quando sono presenti delle infiammazioni. È un nervo che, in un certo senso, lavora dietro le quinte del nostro organismo per equilibrare la nostra dimensione fisica e la nostra dimensione emotiva. Infatti, questo nervo determina il sopraggiungere delle sensazioni e delle emozioni che determinano il nostro stato d'animo.

Il nervo vago aiuta l'organismo inviando una comunicazione anti-infiammatoria, per cui, se, per esempio, ti accorgi di avere un'infiammazione difficile da alleviare, probabilmente, è dovuta a una disfunzione del tono vagale.

Un modo in cui il nervo vago lavora è inviare segnali di pericolo fisico al cervello quando, per esempio, accendi un fiammifero e, per sbaglio, tocchi la fiamma. In automatico, il nervo vago comunica al cervello che la fiamma può essere pericolosa perché potresti ustionarti il dito e, di conseguenza, avrai l'istinto di togliere il dito dalla fiamma. Se, invece, tu toccassi la fiamma senza accorgerti del calore o che ti sta ustionando il dito, significa che c'è un difetto al nervo vago perché al cervello non è arrivata nessuna informazione.

Chiaramente, non bisogna credere che questo nervo sia la panacea di tutti i mali, però, eseguire trattamenti e attività che agiscono sulla stimolazione vagale apporta diversi benefici.

Il nervo vago si origina dall'encefalo e passa innanzitutto per le zone della bocca e della gola, tanto da influenzare la deglutizione e la voce. Quando c'è un'infiammazione di questo nervo, persino la voce può subire delle modificazioni e ci possono essere delle difficoltà di deglutizione.

Noto anche come nervopneumogastrico, il nervo vago è un nervo molto particolare di tipo sia motorio e sia sensorio e viene descritto dalla letteratura scientifica come il decimo paio di nervi cranici. Infatti, pur parlando in senso lato di "nervo vago", ci sono due nervi vaghi, uno a destra e uno a sinistra.

I nervi cranici sono i seguenti:

1. nervo olfattivo;

2. nervo ottico;

3. nervo oculomotore;

4. nervo trocleare;

5. nervo trigemino;

6. nervo abducente;

7. nervo facciale;

8. nervo vestibolo-cocleare;

9. nervo glosso-faringeo;

10. nervo vago;

11. nervo cranico;

12. nervo ipoglosso.

L'anatomia del nervo vago è stata ben descritta nel corso degli anni.

I primi testi di anatomia descrivono il nervo vago partendo dagli studi e dagli esperimenti iniziali, attraverso i quali, nel tempo, sono state confermate oppure confutate le ipotesi scientifiche formulate sul modo in cui funziona. La letteratura scientifica dedicata al nervo vago è stata arricchita dalle osservazioni di Otto Loewi, che negli anni Venti del Novecento, osservando i cuori di alcune rane, stimolandoli attraverso apposite strumentazioni per capire il funzionamento del sistema cardiaco, era riuscito a scoprire l'acetilcolina, un neurotrasmettitore rilasciato dal nervo vago e che è responsabile di bradicardia, innalzamento del tono e dei movimenti gastroenterici, sudorazione e secrezione di insulina.

Attraverso i suoi studi, Otto Loewi è riuscito a definire il nervo vago elencando i nuclei che lo compongono come il nucleo ventrale, il nucleo dorsale, il nucleo dell'ipoglasso e la parte gelatinosa del corpo del corno superiore; inoltre, grazie alle indagini di Otto

Loewi, si è compreso che le componenti del nucleo dorsale del glosso-faringeo e i prolungamenti nervosi delle cellule del nucleo dorsale sono collegati al nervo vago nella cavita toracica.

Oggi sappiamo che il nervo vago è così definito perché deriva dal latino *vagus*, ossia vagabondo, proprio perché si dirama in tutto il corpo, toccando diversi organi e punti, come il cuore, il sistema respiratorio, nervoso, endocrino e digestivo.

Partendo dalla nuca, o meglio dal tronco encefalico, ed estendendosi lungo il collo, il nervo vago è il più grande di tutti i nervi cranici e regola la maggioranza delle fibre che agiscono nella parte alta del corpo; inoltre, grazie alla sua lunghezza e attraverso le cellule nervose sensoriali che lo compongono, veicola molte informazioni relative alle funzioni di tutto il corpo e le comunica al cervello, regolando anche il sistema gastrointestinale.

Tre in particolare sono le funzioni principalmente attribuite al nervo vago:

1. funzione sensitiva: abbraccia gola, polmoni, cuore e addome e, come già è possibile intuire dal nome, consente di percepire le sensazioni tattili e di sentire i sapori e gli odori;

2. funzione motoria: governa i muscoli del collo adibiti alle azioni del parlare e dell'ingoiare;

3. funzione parasimpatica: collegata alla respirazione, alla digestione, al battito cardiaco e al rilassamento, motivo per il quale, attraverso una corretta stimolazione, è possibile alleviare

diversi sintomi tipici dell'infiammazione del nervo vago.

Tante volte si sente dire che il cervello e l'intestino sono collegati. Questo collegamento dipende dal sistema nervoso autonomo, nella cui struttura è compreso anche il nervo vago, che mette in comunicazione cervello e intestino e, insieme al diaframma, regola la respirazione e il rilassamento; in particolare, nel sistema gastro-intestinale c'è una vera e propria rete nervosa che può manovrare le attività intestinali ed è quasi indipendente dal sistema nervoso centrale.

Il nervo vago è parte integrante del sistema nervoso autonomo e, per questo, occorre conoscerne la struttura.

Il sistema nervoso è organizzato in:

- centrale: abbraccia cervello e midollo spinale;

- periferico: lavora con i nervi cranici, spinali e periferici;

- somatico: riguarda le azioni volontarie, la sensibilità e la risposta agli stimoli interni ed esterni;

- autonomo: si occupa dei meccanismi involontari dell'organismo attraverso le strutture di tipo simpatico, parasimpatico ed enterico.

Il sistema nervoso autonomo svolge una funzione molto importante per il funzionamento e l'equilibrio interno di tutto il corpo. Tale funzione è detta "omeostasi" e si altera quando l'organismo si trova in una condizione di stress.

Il sistema nervoso autonomo è responsabile del funzionamento cardiaco, della muscolatura liscia e delle ghiandole endocrine. È detto sistema nervoso autonomo proprio perché è "involontario" e non si può gestire concentrando il pensiero per svolgere un movimento o una precisa azione. Funziona e basta. Per capire che cosa si vuole intendere con "involontario", basta pensare che il sistema nervoso autonomo regola anche i muscoli dei peli e la pelle d'oca.

Il sistema nervoso autonomo è costituito dal sistema nervoso simpatico e dal sistema nervoso parasimpatico.

Il primo, costituito da fibre postgangliari lunghe, aiuta l'organismo a rinforzarsi quando il corpo è in procinto di compiere grandi sforzi. Per esempio, se ti trovi in una stanza poco luminosa, il sistema nervoso simpatico si attiva per far dilatare le pupille degli occhi e far arrivare maggiore luce. Il sistema nervoso simpatico entra in azione anche quando dobbiamo fare uno sforzo maggiore per compiere determinate attività, quando abbiamo paura e percepiamo pericolo e urgenza di scappare e quando il nostro respiro si fa affannoso e il battito cardiaco aumenta, oppure quando sfruttiamo tutte le energie a nostra disposizione per correre o comunque uscire fuori dalla situazione di pericolo; viceversa, il sistema nervoso parasimpatico, costituito da fibre postgangliari corte, si attiva quando l'organismo è a riposo, quando ci calmiamo e il corpo si rilassa perché la mente percepisce che c'è assenza di pericolo e, quindi, il battito cardiaco e il respiro si adattano a livelli normali e, pian piano, si raggiunge uno stato di rilassamento. Il nervo vago fa parte del sistema nervoso parasimpatico, ma possiede anche fibre simpatiche.

Come accennato sopra, il nervo vago è responsabile anche delle fasi della deglutizione: fase orale, fase faringea e fase esofagea. Durante il trasferimento del cibo, innerva la muscolatura esofagea e, attraverso le fibre motrici somatiche, crea dei collegamenti neuromuscolari con le fibre muscolari striate.

Se il corpo si sta rilassando, il cervello e il nervo vago entrano in comunicazione per stimolare la digestione, rilassare i muscoli e aiutare le funzioni di rigenerazione e recupero.

È fondamentale assicurarsi che il nervo vago funzioni perfettamente perché, oltre alle funzioni sopra elencate, esso contribuisce anche a tutto ciò che riguarda il sistema immunitario e la rigenerazione dei tessuti, vale a dire che, a seguito di una disfunzione cardiaca, il nervo vago agisce affinché l'apparato cardiaco possa ripristinarsi nel modo giusto.

Teoria polivagale e socialità

Il nervo vago è definito anche il nervo delle emozioni perché, essendo parte del sistema nervoso parasimpatico, quando si svolgono attività che vanno a ridurre eventuali infiammazioni, automaticamente si riduce anche il livello di stress è aumenta il buon umore. Imparando a conoscere questo nervo, ci si rende conto della valenza della massima che dice *mens sana in corpore sano* perché seguire ritmi troppo stressanti ha delle conseguenze sia sul fisico che sulla mente; per cui, già solo attraverso corretti esercizi di respirazione diaframmatica, il nervo vago migliora e a seguire anche tutto il resto dell'organismo, con un conseguente innalzamento del tono dell'umore.

Il nervo vago regola le emozioni, stimolando o inibendo l'armonia delle relazioni sociali e la comunicazione. In questo caso, si parla di teoria polivagale, formulata da Stephen Porges per spiegare che il nervo vago influisce anche sulla capacità di gestire le emozioni.

Data la capacità di svolgere sia una funzione sensoria che una funzione motoria, il nervo vago è responsabile anche dei fenomeni psicosomatici. Ecco perché, eseguendo gli esercizi giusti e attraverso una corretta stimolazione, il nervo vago può contribuire a raggiungere un maggiore stato di benessere.

La teoria di Porges dimostra che occorre lavorare contemporaneamente sull'equilibrio fisico e psicologico anche coadiuvando la capacità di instaurare relazioni sociali armoniose. Anzi, si è visto che, in situazioni di stress emotivo, si crea un disequilibrio a livello fisico perché il nervo vago invia informazioni di pericolo e, di conseguenza, si innestano reazioni fisiche di adattamento all'ambiente che si manifestano anche attraverso la comunicazione non verbale con una gestualità alterata e con una leggera modifica della voce e, quindi, con la tendenza a evitare le relazioni sociali.

Secondo Porges, il sistema nervoso autonomo ha subito dei cambiamenti strutturali nel corso dell'evoluzione; di conseguenza, sono mutate anche le emozioni e il modo di manifestarle nelle relazioni sociali. Infatti, dalle primitive funzioni a livello cardiaco, polmonare e digestivo, in seguito, si è sviluppato un meccanismo di regolazione delle espressioni facciali, della voce, della capacità di ascoltare, quindi, di comunicare.

Quando ci si trova in uno stato di stress o di agitazione, il sistema nervoso autonomo contribuisce a mettere l'organismo in uno stato di quiete, impedendo la manifestazione di fenomeni psico-fisici e di chiusura e favorendo l'apertura sociale. Un'altra reazione che si innesta a livello psico-fisico è controllata dal nervo vago, che può stimolare risposte attive o di freno per favorire il recupero dell'equilibrio e della quiete quando ci si trova in situazioni di ansia e paura; per esempio, si è visto che, lavorando sulle espressioni del volto e sulla comunicazione dello sguardo, è possibile aiutare chi è in uno stato di agitazione per riportarlo alla calma, grazie ai segnali che il nervo vago trasmette all'intero organismo, comunicando con il cervello.

Grazie agli studi di Porges, è possibile avere una maggiore fiducia in tutte quelle attività di tipo fisico e psicologico che riescono a stimolare nel modo giusto il nervo vago, contribuendo alla riduzione degli stati di ansia e di stress. Questo avviene perché, come spiega Porges, ci sono tre fasi di sviluppo del nervo vago che coinvolgono l'area ventrale e dorsale e che evidenziano che la salute della psiche dipende dalla qualità delle relazioni sociali, dalle quali si innesta la tendenza a sviluppare l'apertura al dialogo piuttosto che la reazione di attacco o fuga che si scatena quando percepiamo un pericolo oppure una minaccia.

Solo con un corretto sviluppo e una buona stimolazione del sistema nervoso si ha un'evoluzione di tipo motorio e cognitivo che ci permette di sviluppare la neurocezione, ossia la capacità di riconoscere la differenza tra gentilezza e aggressività, tra sicurezza e pericolo, tra bisogno di difendersi o scappare via e capacità di gestire le emozioni e le espressioni del viso. In questo senso, lo sviluppo cognitivo viene influenzato molto dall'ambiente in cui si vive e si socializza perché si assorbono i comportamenti e le abitudini del gruppo di appartenenza e, dunque, nelle situazioni in cui c'è un orientamento alla condivisione, all'amore, agli atteggiamenti pacifici, alle attività salutari e a tutto ciò che determina benessere, la mente diventa più aperta e si manifestano atteggiamenti protesi alla socializzazione e la tendenza ad affrontare le situazioni con un approccio diverso, preferendo la riflessione e la calma piuttosto che l'aggressività e sviluppando l'istinto di cercare protezione e difesa all'interno del gruppo di appartenenza. Questo accade perché c'è una stimolazione del tono vagale attraverso le vibrazioni della voce, quando è soffusa, tranquilla e non alta, lo scambio di abbracci e il contatto fisico e visivo.

Sintomi comuni del nervo vago infiammato

Ora che conosci le funzioni e l'importanza del nervo vago, avrai sicuramente una maggiore interesse a scoprire quanti dei sintomi quotidiani più comuni sono legati a questo nervo: stati ansiosi, tachicardia, mal di testa, dolori cervicali, debolezza, voce strana, difetti di postura, stress e senso di disorientamento. Di solito, quando questi sintomi si verificano e risultano essere collegati al nervo vago, significa che quest'ultimo funziona troppo oppure che è danneggiato.

Si ipotizza addirittura che il nervo vago possa persino influenzare problemi fisici come l'obesità. Del resto, se il nervo vago è collegato a quasi tutto il corpo, va da sé che molti sintomi possono essere ricollegati a questo nervo. Ecco perché è importante che tu inizi ad avere amore per te stesso e per il tuo corpo, perché, così come alcuni sintomi di salute sono collegati alle infiammazioni del nervo vago, anche tu puoi causarli quando segui uno stile di vita sregolato.

Sintomi derivati dall'alcolismo

L'abuso di bevande alcoliche e ad alto contenuto di zuccheri può nel tempo indebolire il nervo vago e causare problemi al sistema nervoso centrale.

È importante moderare l'uso di bevande alcoliche perché possono generare dipendenza a causa di un'eccitazione indotta dall'attivazione di neurotrasmettitori che funzionano attraverso la produzione della sensazione di piacere. L'alcool è nocivo per l'organismo quando viene assunto in quantità eccessive, soprattutto perché è qualcosa che non è indispensabile per raggiungere la quantità di fabbisogno giornaliero di vitamine e calorie consigliate per un corretto stile di vita.

Tra i principali danni riscontrati da un abuso di alcol, si possono elencare quelli al fegato, al sistema circolatorio, al sistema nervoso e anche all'umore, con il sopraggiungere della depressione, sintomo collegato al nervo vago.

Gli individui che assumono quantità eccessive di alcol tendono a manifestare disturbi del comportamento come aggressività, violenza e assenza di concentrazione. Per ridurre i danni dovuti all'alcol e migliorare anche il funzionamento del nervo vago, per fortuna, esiste una soluzione molto semplice: smettere di bere bevande alcoliche, associando anche uno stile di vita migliore e una serie di attività fisiche rilassanti che, nel tempo, possono aiutare a smaltire ogni effetto, magari con l'aiuto di esperti.

Diabete e gastroparesi

C'è anche una correlazione tra gastroparesi e nervo vago. La gastroparesi è un disturbo dello stomaco che si presenta in caso di una neuropatia diabetica che, a causa di valori glicemici troppo alti nel sangue, danneggia il sistema nervoso provocando fastidi allo stomaco, soprattutto nausea, vomito e difficoltà e rallentamento dello svuotamento gastrico dovuti a un danneggiamento del nervo vago, che non riesce a comunicare al cervello la necessità di mettere in azione il meccanismo digestivo per smaltire il cibo.

La neuropatia diabetica è una disfunzione del sistema nervoso periferico e può essere di tre tipi:

- si parla di polineuropatia distale simmetrica quando si manifestano sintomi a livello senso motorio;

- si parla di neuropatia prossimale simmetrica quando, in prevalenza, i sintomi si manifestano alla parte bassa del corpo a livello motorio;

- si parla di neuropatia focale e multifocale quando i sintomi sono di tipo vascolare e il funzionamento dei nervi motori risulta insufficiente.

Ansia

Spesso sottovalutato, il sintomo dell'ansia non va preso sottogamba perché potrebbe nascondere una serie di problemi che richiedono la giusta attenzione. Ognuno di noi vive spesso momenti di ansia, talvolta anche positivi, dovuti alle emozioni che si provano quando si deve fare qualcosa di importante, quando si è in attesa di una risposta, quando si hanno dubbi sul proprio operato e così via. In questi casi, si potrebbe dire che si tratta di un'ansia buona perché è relativa a passi che possono cambiarci la vita in meglio. Pensiamo per esempio alla classica ansia da prestazione, che si manifesta prima di un'esibizione artistica, prima di un colloquio di lavoro o tutte le volte che occorre parlare in pubblico.

Ci sono però anche casi in cui l'ansia diventa tossica perché è scatenata da tutta una serie di influenze interne ed esterne che, nel tempo, possono causare una serie di disturbi come mal di testa, insonnia, irritabilità e così via.

L'ansia può essere sia sintomo e sia causa di un nervo vago infiammato, poiché, nel primo caso, si può trasformare nel carburante che mette in agitazione il sistema nervoso, con reazioni sull'organismo che degenerano poi in altri tipi di disturbi come dolori alla cervicale, problemi di bruxismo, tensione, attacchi di panico e così via; nel secondo caso, invece, si possono presentare altri sintomi come un senso di stanchezza generale, respiro affannoso e altri fastidi che, da un'attenta analisi, risultano essere poi dovuti al nervo vago infiammato.

L'ansia può provocare molti problemi se non viene affrontata. Insieme alla depressione, è forse uno dei fastidi più diffusi nella società di oggi, sempre di corsa, sempre alla ricerca della perfezione, del desiderio di apparire al meglio e di conquistare qualunque cosa. Talvolta, anche un trauma o un periodo di eccessivo stress possono determinare l'ansia.

Scientificamente, l'ansia è definita come una reazione allo stress, che coinvolge l'organismo a livello cognitivo, ormonale e nervoso. In particolare, nei periodi di stress, il sistema limbico risponde con l'attivazione dell'amigdala, che si trova nel lobo temporale e che registra le nostre emozioni e le rispolvera ogni volta che viviamo eventi che ci ricordano esperienze già vissute, anche di tipo traumatico. Attraverso questa fucina di emozioni, tendiamo ad assumere istintivamente gli stessi atteggiamenti e pensieri ogni volta che affrontiamo la stessa esperienza; per tale ragione, a seguito di esperienze stressanti che ci hanno causato un trauma, se non affrontiamo l'ansia conseguente, rischiamo di entrare in una trappola senza via di uscita.

L'ansia è un esempio di sintomo somatopsichico, ossia di una condizione fisica che può generare anche un problema di tipo psicologico quando, a seguito di uno stato infiammatorio, le tensioni fisiche risvegliano il ricordo di una serie di emozioni spiacevoli. Tali tensioni fisiche ed emotive si estendono ai muscoli e al sistema nervoso andando a provocare una serie di sensazioni fastidiose collegate all'ansia come il nodo alla gola, il nervosismo, il senso di oppressione e i disturbi di alimentazione.

Depressione

Ci sono sintomi e dolori invisibili difficili da comunicare all'esterno per chiedere aiuto. Se abbiamo la febbre, è sufficiente appoggiare una mano sulla fronte oppure usare un termometro per avere conferma che la nostra temperatura corporea è più alta; se abbiamo una malattia delle pelle, si nota perché il colorito non è uniforme, sono presenti rossori, macchie, bolle; se abbiamo urtato contro qualcosa e abbiamo dei lividi, è evidente che ci sono delle zone del corpo che ci fanno male. Quando però è la nostra anima che soffre, difficilmente traspare all'esterno, fino a quando il nostro sguardo comincia a perdere la sua vitalità, i nostri sorrisi diventano sempre più sporadici e vengono sostituiti da aggressività, autolesionismo, confusione mentale, inappetenza o fame eccessiva, perdita di interesse e di entusiasmo per le cose che ci sono sempre piaciute e iniziamo ad isolarci, sviluppando la dipendenza verso ciò che ci illude di risolvere i nostri problemi con un piacere immediato ma nocivo e che crea dipendenza come accade con l'abuso di alcol e droghe che, a loro volta, generano ulteriori disturbi. Quando questo ci accade, si può parlare di stati d'animo che si avvicinano alla depressione, un problema psicologico che colpisce tantissime persone in tutto il mondo.

Una depressione sottovalutata e non curata può peggiorare o far insorgere tantissime patologie fisiche e croniche come obesità, problemi asmatici, circolatori e di tipo metabolico. La depressione è difficile da riconoscere perché viene confusa con le sensazioni e le emozioni di tristezza e di impotenza derivate dai momenti di sconfitta dei quali ognuno può fare esperienza durante la vita, però, quando questi stati d'animo sono predominanti nel nostro umore e nelle nostre giornate, andrebbero interpretati come dei campanelli d'allarme, come spie di qualcosa che solo un medico può risolvere.

Un aumento del tono vagale può aiutare questo problema perché la depressione proviene anche da cause di tipo fisiologico, unite a traumi ed esperienze negative del passato mai metabolizzati che hanno creato uno spazio vuoto e oscuro nell'animo.

La depressione potrebbe insorgere anche per ereditarietà oppure a seguito di disfunzioni endocrine, carenza di vitamine, in particolare la vitamina D, malattie croniche e disturbi generati da cattive abitudini di vita e abuso di sostanze pericolose come droghe e altro.

Voce

Anche la voce subisce variazioni in base al nostro umore. Se siamo felici, la nostra voce assume tonalità più dolci, se siamo arrabbiati tendiamo ad alzarla, ma a renderla molto più dura, se siamo stanchi, appare più debole. Questo strumento, che ci permette di esprimere le nostre emozioni, i nostri pensieri e le nostre intenzioni, può evidenziare la presenza di problemi a livello psico-fisico.

La voce è strettamente collegata al nervo vago perché è da esso che dipende il funzionamento delle corde vocali, che lavorano meglio quando siamo più rilassati e riusciamo ad avere fiducia in noi stessi. D'altronde, se il nervo vago funziona in modo ottimale quando il corpo è rilassato, regolando la respirazione diaframmatica, anche la nostra voce sarà migliore.

La voce è uno strumento che usiamo così tanto al punto da sottovalutare la sua complessità, poiché si tratta del risultato del funzionamento di una serie di elementi, tra i quali il nervo vago, che combinati insieme fanno uscire il nostro timbro di voce.

Nello specifico, ci sono:

- le corde vocali, dalle quali dipendono il suono della voce e la nostra abilità nel canto;

- il sistema respiratorio, che è lo strumento che ci dà la forza di alzare la voce quando cantiamo, quando ci arrabbiamo o quando semplicemente abbiamo bisogno di un maggiore tono di voce per farci sentire;

- la cavità di risonanza, che definisce il nostro timbro di voce.

Quando il nervo vago è infiammato, la voce appare astenica, vale a dire che si produce con fatica, oppure può esserci una distonia laringea, ossia un eccessivo o insufficiente lavoro delle corde vocali che si aprono e si chiudono troppo velocemente o troppo lentamente. In ambo i casi, la voce è diversa dal normale e, talvolta, quando l'infiammazione è lieve, la voce può diventare rauca. Tra l'altro, questo succede quando al gola è infiammata è il nervo vago deve comunicare al cervello questa infiammazione, che si manifesta a noi attraverso il classico mal di gola; altre volte, inoltre, un'infiammazione del nervo vago può inibire la capacità di cantare.

Disturbi alimentari

Il nervo vago agisce anche sul senso di sazietà. Per poter avere energie, abbiamo bisogno di mangiare, preferendo il più possibile cibi sani, in grado di apportare al nostro organismo nutrienti sani, grassi buoni e tutte le vitamine che ci occorrono, da aggiungere a una sufficiente quantità di idratazione quotidiana che si ottiene bevendo acqua.

Nella fase digestiva, il sistema nervoso agisce per regolare il senso di sazietà, inviando le "informazioni del gusto" all'ipotalamo, al talamo e alla corteccia gustativa. È per tale ragione che si ritiene che il nervo vago sia un alleato naturale per mantenere il peso forma, evitare intolleranze alimentari e disturbi del comportamento alimentare come l'obesità, quando il corpo accumula troppo adipe, con conseguenze a livello fisico, che si riconoscono quando la circonferenza addominale risulta eccessiva rispetto al proprio peso e alla propria età, e conseguenze a livello psicologico.

Capire che il sistema nervoso è collegato al nostro comportamento alimentare è fondamentale, sia per cambiare in meglio il nostro stile di vita, sia per per mantenere il nostro peso forma, agendo per ottenere un buon equilibrio tra alimentazione quotidiana, senso di sazietà tra un pasto e l'altro e comportamento alimentare nel tempo. Questo ci fa considerare il fatto che, se il sistema nervoso non funziona bene, anche il nostro comportamento alimentare viene influenzato e, dunque, il nervo vago può essere un ottimo alleato per mettersi in forma. Quante volte, quando siamo nervosi e agitati, tendiamo a saltare i pasti oppure a mangiare fuori orario? Quante volte, quando non siamo dell'umore adatto o siamo in ansia, avvertiamo una fame emotiva e tendiamo a cercare una risposta, una ricompensa nel cibo? Il fatto è che questa è solo un'illusione. La sensazione di calma generata da ciò che abbiamo mangiato al di fuori dei pasti attiva gli ormoni del piacere, stimolando l'abitudine di mangiare di nuovo, anche se non si ha fame, solo per sentirci appagati perché ci rilassiamo momentaneamente grazie al buon sapore di ciò che abbiamo mangiato; naturalmente, se decidiamo di mangiare i cibi dei quali siamo più golosi durante i pasti essenziali, può farci bene, a patto di chiedere consiglio a un medico esperto di nutrizione che sappia darci le giuste indicazioni per bilanciare il numero di porzioni e per imparare ad associare gli alimenti per mangiarli con gusto e in modo sano.

Stimolando il nervo vago, si può raggiungere una sorta di "auto-rieducazione" del comportamento alimentare, ricreando un ottimo equilibrio psico-fisico; tra l'altro, se da un lato è importante seguire un'alimentazione corretta, è anche importante sapere che, per poter funzionare, il nervo vago ha bisogno del cibo che passa attraverso esofago, stomaco e intestino.

Mal di testa e svenimenti

Tra gli altri sintomi comuni correlati all'infiammazione del nervo vago, ci sono anche il dolore al collo, il mal di testa e la sensazione di smarrimento, seguita spesso da svenimento.

Quando avvertiamo dolore e rigidità al collo è perché abbiamo i muscoli della zona alta del corpo in tensione, perché abbiamo assunto una postura sbagliata, perché abbiamo fatto movimenti errati o perché ci sono anche dei problemi di tipo cervicale.

La rigidità al collo si presenta quando hai difficoltà ad alzare la testa oppure a girarti a destra e a sinistra. È un fastidio che riscontri di solito quando ti svegli la mattina o quando stai lavorando al computer da ore e senti l'esigenza di massaggiarti il collo e le spalle o di fare esercizi di stretching per alleviare la rigidità; talvolta, quando raggiungi livelli estremi di stress, con troppe poche ore dedicate al riposo, che dovrebbe corrispondere almeno a sette ore di sonno ogni notte, può capitare che alla rigidità di collo e spalle si aggiunga anche una fastidiosa sensazione di vertigini, nausea e tachicardia. Quando questo si verifica, il tuo organismo ti sta inviando dei segnali di aiuto per metterti in allerta che stai andando oltre i tuoi limiti e che devi assolutamente riposarti e rimettere in equilibrio le tue giornate, bilanciando le giuste ore di sonno a quelle in cui sei sveglio. Non trascurare questi sintomi perché rischieresti di arrivare a una soglia di infiammazione cronica che manda in tilt il tuo sistema nervoso, causandoti, insieme agli altri sintomi, anche delle contrazioni muscolari involontarie agli occhi, con un fastidioso tremolio delle palpebre superiori e inferiori, delle labbra e addirittura anche delle braccia, rendendo agitato anche il sonno.

Quasi sempre, assumendo la postura corretta quando ti siedi alla scrivania oppure eseguendo gli esercizi giusti, nel giro di qualche giorno il dolore e la rigidità al collo passano, poiché questo fastidio è spesso dovuto alle posizioni scomode che assumi quando lavori, quando dormi, quando passi troppe ore a guardare lo schermo dello smartphone con la testa verso il basso e anche quando stai vivendo una situazione di stress. In tutti questi casi, metti in crisi il funzionamento del nervo vago che ha alcune diramazioni nel collo come i rami faringei, il nervo laringeo superiore e il nervo laringeo ricorrente, che, come già detto, sono responsabili anche della salute della voce.

Quando avverti mal di testa, sensazione di vertigini, smarrimento, tachicardia e svenimento, probabilmente, è perché il nervo vago sta lavorando troppo. Quando il nervo vago è iperstimolato, la pressione sanguigna e il battito cardiaco si alternano, provocando sensazione di debolezza oppure svenimento. In generale, in sintomi come svenimento, mal di testa e tachicardia si possono verificare anche a seguito di forti emozioni come uno spavento oppure un attacco di panico, oltre che quando ci si affatica troppo e si passa troppo tempo in piedi; in tutti questi casi, quasi come una forma di difesa, il corpo risponde allo stress emotivo e fisico stimolando il nervo vago e abbassando la pressione del sangue, motivo per il quale si sviene.

Mal di schiena e cervicalgia sono altri due sintomi associati a un'infiammazione del nervo vago. Un dolore estremamente fastidioso è quello che si presenta nella zona lombare, con quella sensazione di trovare difficoltà a trovare una posizione comoda che possa mitigare il dolore.

Di solito, il mal di schiena è causato, come per il collo, da una postura errata o da abitudini errate che infiammano e irrigidiscono i muscoli della zona lombare, oppure da uno stato di preoccupazione psicologica che causa rigidità seguita dalla sensazione di oppressione e nodo alla gola.

Esistono alcuni metodi naturali che, agendo sul nervo vago, consentono di migliorare e allievare i sintomi elencati e anche molti altri.

Adottando le soluzioni giuste, puoi trovare diversi benefici. Molte di queste soluzioni si riconducono alle attività che favoriscono la calma fisica e mentale, aiutando nel corretto funzionamento del nervo vago che, quando lavora troppo, non riesce ad aiutare l'organismo, con un conseguente battito cardiaco accelerato, il sangue che non pompa correttamente e una debolezza generale.

È chiaro che non ogni sintomo che si avverte è legato al nervo vago e che è sempre necessario rivolgersi al proprio medico di fiducia.

In linea di massima, si è visto che, tra i sintomi più comuni associati alle infiammazioni del nervo vago, ci sono quelli della voce, con difficoltà a parlare oppure con un tono diverso dal normale, di solito più basso, e la difficoltà di deglutizione, in particolare dei liquidi.

Naturalmente, non tutti i sintomi si presentano insieme, ma solo nei punti in cui il nervo vago può risultare infiammato.

La connessione corpo-mente e gli ormoni del benessere

"Stress" è tra le parole più usate nel nostro linguaggio quotidiano. Diciamo che siamo stressati per un eccessivo carico di lavoro, per troppe ore di studio o per risolvere una situazione che ci mette in agitazione. In ognuna di questa situazioni, c'è stato un evento esterno che ha rotto il nostro equilibrio mentale e fisico perché siamo stanchi fisicamente e psicologicamente, reagendo in modo diverso rispetto al solito quando qualcuno si relaziona a noi: siamo nervosi, preferiamo isolarci oppure non siamo in grado di concentrarci. Tutto ciò accade perché il nostro organismo cerca una forma di difesa per tentare di ripristinare l'equilibrio.

Lo stress provoca una serie di fenomeni psicofisici distinti in stati di paura e ansia, desiderio di scappare via e tendenza all'aggressività per citarne solo alcuni, ma va detto che non sempre una situazione di stress è negativa. In alcuni casi, anche un po' di stress può fare bene perché può essere un input per migliorare se stessi e scoprire che cosa è possibile fare partendo dai propri limiti. Quando, invece, lo stress comincia a diventare cronico, è il caso di chiedere l'aiuto di un esperto che sia in grado di stimolare e migliorare la situazione e che possa stabilire se è il caso di ricorrere alla stimolazione del tono vagale.

Nella connessione corpo-mente, sempre più riconosciuta come dimensione indispensabile per comprendere come funziona il nostro organismo e trovare le soluzioni per raggiungere lo stato di benessere, si distingue tra sintomi di origine psicosomatica e sintomi di origine somatopsichica. In ambo i casi, si riscontrano infiammazioni dell'organismo dovute quasi sempre a uno stress, dal quale si originano reazioni di tipo nervoso.

È psicosomatica una condizione in cui l'organismo risulta infiammato per ragioni di tipo emotivo e psicologico, alle quali il nostro corpo risponde con sintomi di tipo fisico, come problemi della pelle, mal di stomaco, mal di testa e stanchezza; viceversa, è somatopsichica una condizione psicologica influenzata da problemi fisici.

Anche il sistema neuroendocrino subisce gli effetti dello stress. Ci sono ormoni e neurotrasmettitori che si attivano ogni volta che l'organismo affronta un momento di tensione fisica e psicologica, che va a distruggere l'equilibrio dell'organismo alterando il funzionamento del sistema nervoso, dell'apparato endocrino e del sistema immunitario, con la conseguente insorgenza di uno stato infiammatorio generale e dei sintomi generalmente attribuiti a un mal funzionamento del nervo vago. Oltre a quello endocrino e a quello nervoso, gli ormoni agiscono su diversi sistemi dell'organismo come quello circolatorio, respiratorio, muscolare e metabolico.

Quando l'organismo è sotto stress, l'asse ipotalamo-ipofisi-surrene rilascia la corticotropina e l'adrenocorticotropina, che arriva alle ghiandole surrenali attraverso il flusso sanguigno formando e gestendo gli ormoni dello stress detti glicorticoidi e suddivisi in cortisone, cortisolo, deidrocorticosterone e androgeni, a loro volta distinti in testosterone, androstenedione e deidropeandrosterone; inoltre, nonostante sia un ormone dello stress, il deidrocorticosterone ha una funzione antidolorifica. L'adrenocorticotropina è rilasciata dall'adrenalina, un neurotrasmettitore che, insieme alla noradrenalina, mette il nostro intero organismo nelle condizioni di avere maggiore forza ed energia a livello fisico e psicologico per rispondere alle situazioni che percepiamo come stressanti e pericolose con reazioni di attacco o fuga, con un maggiore aumento di zuccheri, un battito cardiaco accelerato e anche un respiro più veloce.

Oltre agli ormoni dello stress, esistono anche i cosiddetti ormoni del benessere, che si attivano attraverso la stimolazione del nervo vago con attività di tipo rilassante come lo yoga, la respirazione, la meditazione e il canto, e che saranno approfondite nelle pagine successive.

I principali ormoni del benessere sono:

- dopamina: è un neurotrasmettitore che determina il livello di soddisfazione, piacere e gradimento che proviamo quando facciamo una cosa che ci piace, quando vinciamo una partita durante un gioco o una sfida, quando mangiamo qualcosa di buono o anche quando ascoltiamo una barzelletta che ci fa ridere. La dopamina influisce anche sui processi di apprendimento, di memoria, di creatività, sul ritmo del sonno e anche sull'umore. Quando abbiamo bassi livelli di dopamina, tendiamo ad essere pigri, ad avere poca voglia di fare le cose e ad essere di cattivo umore;

- endorfina: è un neurotrasmettitore che regola la percezione del dolore e, insieme alla dopamina e alla noradrelina, promuove l'abitudine a ripetere le attività di piacere e soddisfazione. Se si considera il fatto che l'endorfina è un neurotrasmettitore che si attiva quando si provano sostanze pericolose che generano piacere provocandone dipendenza, è intuibile che, adottando sane abitudini che producono benessere, si svilupperà la tendenza a ripeterle spesso per provare ripetutamente la sensazione di benessere generata da attività come lo yoga, lo sport in generale e anche il mangiare sano e di gusto. L'endorfina gioca un ruolo centrale quando si parla di nervo vago perché si tratta di un neurotrasmettitore che può trasformarsi in una sorta di alternativa naturale ai farmaci che fanno passare il dolore;

- ossitocina: nota anche come "ormone dell'amore", l'ossitocina influenza l'apertura verso le forme di socializzazione e di relazione con gli altri. Questo ormone è connesso con il sistema nervoso e, quando è ad alti livelli, riesce a calmare l'organismo riducendo i livelli di cortisolo, ansia e stress. Questo ormone si attiva quando c'è uno scambio di emozioni tra due persone e ha un effetto rilassante e calmante; inoltre, ha una funzione importante durante la gravidanza per la produzione del latte materno;

- serotonina: detta anche "ormone del buonumore", se correttamente stimolata, aiuta nella regolazione del sonno grazie alla produzione di melatonina;

- gaba: neurotrasmettitori ad azione inibitoria e calmante.

Riuscire a stare bene stimolando il nervo vago richiede innanzitutto la consapevolezza del proprio corpo, dei sintomi e dei disagi che si provano anche in correlazione allo stress, ai cambiamenti di umore e alla gestione delle emozioni.

Esistono diverse soluzioni per poter creare la giusta sinergia tra ormoni e nervo vago. La prima è l'alimentazione. Anche se bisogna imparare a distinguere tra ciò che corrisponde alla verità e ciò che riguarda false credenze, scegliere una certa tipologia di cibi rispetto ad altri è un'ottima soluzione per favorire il corretto funzionamento degli ormoni.

Tra le principali tecniche di stimolazione del tono vagale, si annoverano lo yoga e la meditazione, pratiche di origine orientale che saranno approfondite nelle prossime pagine, e anche alcuni piccoli e semplici esercizi che si possono eseguire quotidianamente.

ESERCIZI DI STIMOLAZIONE DEL NERVO VAGO PER IL RAGGIUNGIMENTO DEL BENESSERE

In che modo il miglioramento del tono vagale può prevenire l'infiammazione fisica

Nelle pagine precedenti, si è visto come è complesso il nostro organismo a livello sia fisico che psicologico e che le situazioni di tensione mettono in azione gli ormoni dello stress per consentirci di reagire. Fino a quando ci troviamo in una condizione di stress positivo, essere in una leggera tensione può anche farci bene, quando però lo stress diventa negativo a causa di una vita sregolata e con scarso riposo, si trasforma in un pericolo perché il nostro organismo reagisce con l'infiammazione fisica, che utilizza come segnale per indicarci che c'è qualcosa che non va.

Siamo ormai così abituati a vivere senza un ritmo regolare, che quasi dimentichiamo che, spesso, siamo noi stessi la causa del nostro stress per le troppe ore passate al computer, per stare dietro alla miriade di impegni della vita quotidiana, per la nostra tendenza a trattenere la rabbia e altre emozioni, per la vita frenetica e anche per abitudini alimentari non del tutto salutari.

Basta veramente poco per ritrovare il nostro equilibrio e senza rinunciare a nulla. Non ci rendiamo conto che uno stile di vita sregolato mette le ghiandole surrenali e il nostro sistema ormonale e nervoso sotto sopra, fino al sopraggiungere dell'ipoadrenia, ossia un affaticamento surrenale causato da un eccesso di cortisolo.

L'ipoadrenia è il segnale che abbiamo raggiunto il livello massimo di stress. I sintomi corrispondono più o meno a quelli che si riscontrano quando il nervo vago è infiammato:

- depressione;

- difficoltà di concentrazione e senso di confusione;

- senso di stanchezza e debolezza generale;

- insonnia;

- forti mal di testa.

Attraverso l'approfondimento del nervo vago, conosciamo una miriade di cose che riguardano il nostro corpo. Quando abbiamo dei sintomi, tendiamo subito a cercare la soluzione per avere un benessere immediato, ma non anche la causa, scelta che ci consentirebbe di avere un benessere prolungato nel tempo. Molte volte, uno stato infiammatorio è dovuto alla rabbia e alle emozioni inespresse. Teniamo tutto dentro e il nostro corpo reagisce con gran parte dei sintomi elencati nelle pagine precedenti. Naturalmente, riconoscere la causa del proprio "malessere emotivo" non è sufficiente perché è sempre necessario affidarsi a un medico per trovare una giusta terapia. Sicuramente, però, calmare il nostro stato emotivo può giovare molto per accelerare il processo di guarigione.

Ad ogni modo, reprimere le emozioni contribuisce ad aumentare le infiammazioni croniche del nostro corpo. La paura, la rabbia, la tristezza sono emozioni tossiche per il nostro organismo e anche per le nostre relazioni.

Nel tempo, se non ci impegniamo per prenderci cura del nostro benessere, queste emozioni si impadroniranno di noi, modificando prima il nostro umore e poi il nostro stato di salute.

Non bisogna andare molto lontano per riconoscere gli stati d'animo tossici. Pensiamo a quando siamo costretti a frequentare un ambiente che percepiamo come ostile, per esempio un posto di lavoro dove incontriamo colleghi con i quali non andiamo d'accordo, un capo esigente o una mansione che non ci piace. In una situazione di questo tipo, come ci comportiamo? Andiamo in ansia. Più ci avviciniamo al nostro ufficio e più avvertiamo delle sensazioni poco piacevoli, ci sembra di respirare a fatica, ci tremano le gambe, non riusciamo a concentrarci o semplicemente siamo irrequieti e troviamo difficile anche svolgere un compito semplice.

Fino a quando non affrontiamo queste emozioni, non riusciremo mai a trovare il nostro equilibrio psico-fisico e vivremo in uno stato di perenne agitazione.

Per poter monitorare il tono vagale, si misurano il battito cardiaco e il ritmo del respiro, dopodiché si stabiliscono quali sono le attività che possono migliorarlo. Se il tono vagale è in ottime condizioni, si ottengono benefici fisici e anche mentali, con un cambiamento dell'umore e del comportamento, al punto tale da apparire più propensi al dialogo e alle relazioni sociali, più inclini ad adattarsi alle nuove situazioni e a controllare le emozioni.

Routine quotidiana di stimolazione del tono vagale

Da quello che hai appreso fino ad ora sul nervo vago, emerge quanto tale nervo sia importante e che appare come una sorta di antidoto segreto per risolvere gran parte dei sintomi infiammatori che avverti e che non ti danno pace.

Ci sono svariati metodi per stimolare il tono vagale, alcuni sono specifici per alcune zone del corpo, mentre altri derivano da alcune branche del benessere come le attività fisiche basate sulla meditazione e da attività divertenti e piacevoli che puoi svolgere ovunque ti trovi e in qualsiasi momento perché si tratta di cose delle quali fai esperienza quasi ogni giorno.

In questa sezione, trovi una serie di esercizi per lavorare sul nervo vago e alleviare le infiammazioni in punti specifici come collo, spalle e pancia per trovare sollievo dalla rigidità, dal gonfiore addominale e dai problemi digestivi.

Si tratta di esercizi estremamente semplici, però, prima di inserirli nella tua routine quotidiana di stimolazione del tono vagale, consulta un medico esperto per sapere se sono adatti a risolvere i tuoi sintomi o se, invece, devi seguire un altro tipo di trattamento.

Come alleviare la rigidità e il dolore a collo e spalle causati da un'infiammazione del nervo vago

Per alleviare la rigidità e il dolore al collo, ritaglia dieci minuti del tuo tempo quotidiano per eseguire questi movimenti.

Per monitorare l'esecuzione dei movimenti, puoi scegliere se stabilire un numero di ripetizioni, per esempio venti o trenta per ogni esercizio, oppure impostare un timer per far durare ogni esercizio alcuni secondi.

Per eseguire questi esercizi, ti occorrono:

- abbigliamento comodo;

- una superficie morbida, per esempio un tappetino per fare allenamento o qualunque altro dispositivo che consideri comodo;

- un oggetto piccolo da tenere tra le mani, per esempio un quaderno, un gomitolo di lana, una penna oppure una pallina;

- facoltativamente, puoi anche mettere in sottofondo una musica rilassante oppure una serie di melodie ispirate ai suoni della natura, alle onde del mare, al canto degli uccelli e così via. Come scoprirai più avanti, la musica è un potente strumento per aumentare il tono vagale.

Esercizio uno

- Mettiti su una superficie morbida in posizione supina con le ginocchia piegate, appoggiando bene la pianta dei piedi sulla superficie;

- distendi le braccia e appoggiale sui fianchi e inizia a inspirare ed espirare;

- con la schiena dritta e senza alzare il bacino, pian piano, evitando movimenti bruschi, alza il mento e fissa il soffitto, quasi come se volessi tendere la testa e il collo per poter vedere meglio qualcosa; successivamente, riporta il mento in avanti.

Esercizio due

- Rimanendo nella posizione della fase uno, metti la testa dritta continuando a fissare il soffitto;

- assumi il controllo della tua respirazione, inspirando ed espirando con calma, prendendoti il tuo tempo;

- esegui dei movimenti rotatori della testa a destra e a sinistra, come se fossi sdraiato sulla spiaggia mentre ti giri a guardare il mare.

Esercizio tre

- Prendi un oggetto che consideri comodo da tenere tra le mani (come quelli indicati nella lista delle cose che ti occorrono per eseguire gli esercizi);

- torna nella posizione supina con le ginocchia alzate;

- inspira ed espira appoggiando delicatamente la mano destra o sinistra sull'oggetto che hai scelto;

- rispettando sempre i tuoi tempi ed eseguendo movimenti delicati, con i polpastrelli, spingi l'oggetto in avanti senza piegare né la testa né le spalle, fino a sentire una resistenza;

- esegui il movimento anche per il lato opposto.

Esercizio quattro

- Alzati in piedi con le gambe divaricate alla larghezza delle spalle;

- inspira ed espira;

- prova a piegare la testa verso la spalla destra, appoggiando la mano destra sulla tempia per creare una lieve resistenza;

- fai lo stesso per il lato sinistro.

Come agevolare la digestione e diminuire il gonfiore addominale stimolando il nervo vago

Ci sono alcuni esercizi che possono agevolare allo stesso tempo il dolore cervicale, le difficoltà di digestione e il gonfiore addominale perché sono tutti sintomi derivati da un'infiammazione del nervo vago. Sono esercizi semplici che ti richiedono solo pochi minuti al giorno e, come per gli esercizi per collo e spalle, anche in questo caso puoi monitorare la durata dei movimenti fissando un numero di venti o trenta ripetizioni oppure impostando un timer.

Per eseguire questi esercizi, ti occorrono:

- abbigliamento comodo;

- una parete;

- un telo abbastanza grande oppure una coperta da piegare in due parti.

Esercizio uno

- sdraiati in posizione supina con le gambe piegate e concentrati sulla respirazione, cercando di controllare il diaframma.

Esercizio due

- mettiti in piedi vicino a una parete, facendo aderire bene la schiena e la testa;

- controllando la respirazione, inspirando ed espirando, alza le braccia all'altezza delle spalle, dopodiché abbassale lentamente appoggiandole sui fianchi;

- dopo aver appoggiato le braccia sui fianchi, curva la testa in avanti;

- appoggia entrambe le mani sulla testa effettuando una pressione gentile per creare una sorta di resistenza.

COME STIMOLARE IL NERVO VAGO CON ATTIVITÀ FACILI E DIVERTENTI

Se sei arrivato fin qui, significa che ti sei appassionato a tutto ciò che riguarda il nervo vago e, forse, tra quelli elencati, hai riconosciuto alcuni dei sintomi che anche tu avverti.

Vista la complessità di questo nervo, starai pensando che, per migliorare il tono vagale, sono necessarie attività particolari e molto dispendiose. Non è affatto così. Anche se esistono tecniche specifiche come l'elettrostimolazione e l'agopuntura, puoi divertirti a stimolare il nervo vago attraverso attività alla portata di tutti e che mettono il buon umore!

Ci sono alcune attività che puoi svolgere comodamente da casa e altre che è preferibile seguire presso delle apposite strutture, ma, in ambo in casi, non richiedono un grande dispendio economico. Sei pronto?

Già solo al pensiero di dedicarti alle attività di stimolazione del nervo vago presentate nelle prossime pagine ti verrà il sorriso, ti sentirai già meglio e avrai voglia di metterle subito in pratica:

- esercizi musicali: una serie di strategie di rilassamento da adottare sfruttando il potere terapeutico della musica, cantando, ballando e utilizzando la voce;

- esercizi di creatività: una serie di spunti per dimostrarti che anche semplici attività come scrivere, dipingere e realizzare lavori artigianali possono aiutarti a rilassare la mente;

- camminare consapevolmente: consigli utili e curiosità che ti spiegano perché camminare fa bene;

- automassaggio: indicazioni sui punti del corpo da massaggiare per alleviare il mal di testa e il mal di schiena e per favorire il rilassamento;

- yoga: suggerimenti e indicazioni per eseguire le posizioni yoga che hanno effetti benefici sul corpo e sulla mente.

La musica

Ballare, cantare, ascoltare musica sono attività in grado di risvegliare le nostre emozioni, i nostri ricordi e persino di scuotere il nostro umore e riaccendere in noi la motivazione per fare qualcosa. Sono stati scritti e sicuramente si scriveranno tantissimi libri dedicati al potere terapeutico della musica e, proprio per questo, i suggerimenti per stimolare il nervo vago e raggiungere il benessere partono proprio da una serie di tecniche vocali molto diffuse che ti aiuteranno a migliorare il tono vagale.

La musica è universale. Anche tu che leggi questo libro hai sicuramente riscontrato che la musica riesce a influenzare il tuo atteggiamento, a darti la carica giusta quando devi fare qualcosa che per te è importante, per trovare l'ispirazione, quella scintilla di creatività per riuscire a svolgere un lavoro che ti sta a cuore.

È attraverso le vibrazioni che la musica stimola il nostro organismo e il nostro sistema nervoso. Ci sono tantissimi studi dedicati al potere terapeutico della musica. Non si tratta solo della musica prodotta dagli artisti, ma anche di quella che giunge dall'ambiente che ci circonda. Pensa quindi al suono rilassante delle onde del mare, al canto degli uccelli, all'acqua di un fiume che scorre in un giorno di sole, alle zampe del tuo cane che si muovono sul pavimento quando ti viene incontro per farti le feste, oppure anche al suono della voce e al respiro di chi ami e anche al tuo stesso respiro e alla tua stessa voce. Anche questi suoni sono una musica e le vibrazioni che emettono possono aiutarti a stare meglio.

Viceversa, ci sono anche dei suoni, dei rumori che possono provocarti agitazione, così come anche alcuni generi musicali. Questo è però qualcosa di soggettivo, poiché ci sono suoni che alcuni trovano rilassanti e altri invece preferiscono evitare. Molto probabilmente, questo dipende anche dai ricordi e dalle emozioni associati a questi suoni. Per esempio, c'è chi considera il suono del motore di un aereo o il passaggio di un treno come piacevole perché vengono associati alla felicità che si prova quando si parte per un viaggio e c'è chi, invece, considera questi suoni dei rumori fastidiosi; alla medesima maniera, anche i tipici suoni della città come il clacson, il vociare delle persone e altri rumori, come quelli dei cantieri in corso, possono risultare poco gradevoli o molto piacevoli a seconda delle emozioni che suscitano.

La musica della quale si parla in queste righe è quella che ti genera benessere e che potrebbe migliorare il tuo tono vagale.

Alcuni dei modi in cui puoi stimolare il nervo vago attraverso la musica sono:

- il canto;

- l'*humming*;

- la musica piacevole e rilassante;

- la danza.

Cantare per essere felici

C'è un proverbio italiano che recita *Canta che ti passa!* È proprio così. Cantare è un'attività che mette di buon umore e sembra stimolare anche gli ormoni del benessere e della felicità come la serotonina e la dopamina.

Cantare fa bene all'anima. Mette il sorriso e fa venire voglia di ballare. Quando siamo felici, ci viene spontaneo metterci a cantare e, se per caso, ascoltiamo la nostra canzone preferita, istintivamente decidiamo di alzare il volume per godere di ogni singola vibrazione sonora.

Non bisogna essere per forza delle ugole d'oro per cantare. Liberati da ogni freno e vinci la timidezza perché puoi stimolare il nervo vago cantando in qualunque momento della giornata, da solo o in compagnia. Se poi riesci a cantare con chi ti vuole bene, sicuramente l'effetto sarà ancora più efficace perché unirai alla produzione di serotonina e dopamina anche quella dell'ossitocina, l'ormone dell'amore!

Se decidi di trasformare il canto nello strumento di stimolazione del nervo vago, ci sono alcune regole che devi rispettare:

la prima regola è scegliere canzoni allegre, con testi composti da parole di gioia che mettono grinta. Crea quindi una *playlist* con canzoni di tipo motivazionale e dal ritmo coinvolgente. In questo modo, mentre canti, tenderai a sorridere e anche a fare un po' di movimento. È chiaro che, se scegli delle canzoni tristi, potresti rispolverare emozioni legate a ricordi spiacevoli, sortendo l'effetto opposto;

vinci la timidezza. Trasforma il canto in un gioco e ricorda che non è una gara a chi possiede la voce più bella. È un momento di liberazione;

cerca di cantare utilizzando il diaframma. In questo modo, stimolerai anche la respirazione diaframmatica, altro potente alleato per un ottimo tono vagale;

mentre canti, sorridi!

Tutto questo, ti porterà a creare un circolo di emozioni che miglioreranno il tuo benessere psicologico. Più canterai e più tenderai ad avere il sorriso e la predisposizione ad avere pensieri positivi, che ti consentiranno di fare spazio solo a ciò che ti fa stare bene.

Oltre a queste semplici regole, è nel seguente modo che puoi sfruttare le potenzialità del canto e della tua voce per migliorare il tono vagale:

chiudi gli occhi, rilassa e riscalda il corpo con dei movimenti lenti;

esegui un delicato *stretching* generale, concentrandoti soprattutto sulle spalle, sulle braccia e sul collo;

rilassa collo e spalle muovendo la testa a destra e a sinistra e poi effettuando delle leggere e delicate rotazioni in senso orario e antiorario;

in seguito, scegli una posizione rilassata e inizia a pronunciare dei suoni che emettono delle vibrazioni, per esempio lettere come la R, la S, la Z, la M, la N. Se lo preferisci, puoi provare a pronunciare qualsiasi suono ti viene spontaneo e che ti aiuta a riscaldare la voce; non importa se si tratta di suoni privi di senso, perché ciò che conta è mettere in azione le tue corde vocali;

scegli una canzone e semplicemente cantala!

Pensi che sia troppo facile? Non ci credi che la musica e il canto hanno questo effetto sul nervo vago? È il caso di conoscere qualche curiosità a proposito, allora!

Ascoltare musica fa bene, sia che si tratti di generi rilassanti che di generi più ritmati. La musica rilassante, per esempio quella classica oppure quella di solito associata ad attività come lo yoga e la meditazione, riescono ad apportare una vasta gamma di benefici di tipo fisico, ancor prima che di tipo psicologico. I sintomi di ansia, stress, tendenza agli attacchi di panico e depressione diminuiscono perché la musica rilassante ha quasi lo stesso effetto di un calmante. Questo accade non solo perché la nostra mente comincia a produrre pensieri belli e a provare emozioni positive, ma anche e soprattutto perché si calma l'organismo e si equilibra il funzionamento del sistema cardiaco e di quello respiratorio, con una netta riduzione del disturbo dell'insonnia.

La musica aiuta la frequenza cardiaca o HRV. È così che si può anche riscontrare se il tono vagale funziona perché, attraverso i battiti del cuore, si può osservare anche se il sistema nervoso è in salute. La stessa cosa avviene con il canto perché, attraverso i muscoli della gola e le corde vocali, si stimolano l'ipotalamo e il nervo vago.

Cantare è terapeutico. Attraverso le vibrazioni della voce, il sistema nervoso riceve input positivi, alleviando sintomi fisici e psicologici, grazie alla produzione delle endorfine. Infatti, l'atto del cantare è generato dai principi di dinamica bio-fisica e, per questo, secondo alcuni studi, potrebbe anche modificare le funzioni cerebrali.

Un'altra forma di canto che fa bene al sistema nervoso e al tono vagale è l'*humming*, la tecnica di riscaldamento della voce, di solito adottata anche nella meditazione. Se ci sentiamo di buon umore e ci viene in mente una canzone che ci piace e che canticchiamo a labbra chiuse, stiamo facendo *humming*.

Nel gergo tecnico, si definisce *humming* una tecnica musicale che consiste nell'emissione vocale a bocca chiusa. Attraverso questa tecnica, la voce si concentra tra voce e naso, trattenendo le vibrazioni sonore dentro di noi grazie al lavoro di diaframma e corde vocali e al controllo del nostro respiro.

Nei momenti di agitazione, ricorrere a questa tecnica può essere di giovamento poiché ci permette di cantare senza far sentire il nostro timbro di voce, se siamo timidi e pensiamo di essere stonati, e ci aiuta a rilassarci attraverso i suoni prodotti dalle vibrazioni vocali, stimolando una piacevole sensazione di benessere e anche di buon umore perché fare *humming* si trasforma in una sorta di massaggio automatico che facciamo a tutto il nostro corpo.

Ogni volta che sei in tensione perché devi parlare in pubblico o tutte le volte che ne senti la necessità, prova a praticare l'*humming*. Riuscirai ad acquisire maggiore padronanza della tua voce e a usarla meglio e potresti addirittura accorgerti di possedere potenzialità vocali che non sapevi di avere.

Le indicazioni che trovi qui di seguito potrebbero esserti d'aiuto per stimolare il tono vagale attraverso l'*humming*:

prendi un tappeto da ginnastica oppure una coperta piegata a metà e siediti in una posizione per te comoda;

chiudi gli occhi e prova a pensare a qualcosa che ti rende felice. In modo rilassato e senza forzare la mente, pian piano, cerca di immaginare di trovarti in un luogo che per te è piacevole e spazza via qualsiasi ricordo che ti causa ansia o nervosismo;

concentrati sul tuo respiro e rilassa il corpo;

abbassa il mento, liberati da ogni timidezza relativa al suono della tua voce e, lentamente, con le labbra chiuse, prova a pronunciare la lettera "M", concentrandoti sulla respirazione diaframmatica; ripeti questo passaggio per quante volte desideri. Ricorda che si tratta di un esercizio di rilassamento e che devi farlo con la dovuta calma, senza fretta. All'inizio, potrai sentirti a disagio nell'ascoltare il suono della tua voce senza aprire la bocca, ma ciò che conta è riuscire a superare lo stress e l'agitazione e raggiungere un maggiore livello di calma;

dopo aver giocato con la voce emettendo il suono della lettera

"M", continua a rilassarti e pensa a una canzone o a una melodia che associ a emozioni gradevoli;

abbassa leggermente il mento in avanti, unisci le labbra e inizia lentamente ad emettere le vibrazioni sonore della melodia che hai scelto.

Rilassarsi con la musica

Ci sono alcuni accorgimenti che puoi considerare per sfruttare il potere della musica rilassante, ma, in linea di massima, puoi dare sfogo alla tua creatività e scegliere modi originali per stimolare il tono vagale ascoltando le melodie che ti piacciono di più.

Se hai bisogno di idee per rilassarti con la musica, puoi prendere spunto da questi consigli:

scegli un momento della giornata da dedicare solo a te. Isolati da tutte le cose che ti fanno agitare e preoccupare, spegni il cellulare e Internet e allontanati da ogni fonte di distrazione. Scegli un abbigliamento comodo e prova a muoverti seguendo il ritmo della musica che ascolti, magari associando i movimenti ad alcuni esercizi fisici ispirati allo yoga;

un altro modo estremamente comodo e piacevole per godere degli effetti benefici della musica rilassante è semplicemente sdraiarsi sul divano o sul proprio letto, far partire la musica rilassante e lasciarsi andare al flusso dei pensieri;

in alternativa, puoi ascoltare la musica rilassante mentre svolgi altre attività che consideri parte del tuo relax come passeggiare, mangiare qualcosa di buono, leggere un bel libro oppure dipingere o dedicarti ad attività manuali e di tipo creativo.

La danza per il buon umore

Danzare è un'altra delle attività che puoi svolgere per stimolare il tuo tono vagale. Danzare mette il buon umore, mette in moto tutto il corpo e riesce a farci esprimere con i movimenti quello che non siamo in grado di esprimere con le parole.

Danzare fa bene sia optando per musica ritmata che scegliendo una musica più rilassante perché, in entrambi i casi, ciò che conta è riuscire a entrare in contatto con le proprie emozioni e anche con il proprio corpo, provando a seguire il ritmo.

Essendo un'attività di tipo aerobico, danzare incentiva anche la respirazione perché ballare per lunghi tempi mette alla prova il fiato; inoltre, mettendo in moto tutto il corpo, vengono stimolati i muscoli, il sistema circolatorio e anche il metabolismo.

Non sono necessari dati scientifici per dimostrare i benefici che può avere la danza sul nostro umore. È sufficiente far partire la musica e iniziare a ballare. Se si opta per una musica allegra, pian piano, ci verrà spontaneo battere prima un piede sul pavimento e pian piano alzarci in piedi per seguire il ritmo e anche cantare il ritornello se conosciamo le parole, aggiungendo in questo modo anche i benefici del canto. Che siano cinque minuti o mezz'ora, non importa. Prova a danzare un po' ogni giorno o tutte le volte che ne hai la possibilità e ti accorgerai che, giorno dopo giorno, qualcosa in te cambierà perché gli ormoni del benessere saranno più attivi, generandoti la sensazione di piacere e soddisfazione e la voglia di danzare ancora.

Se vuoi utilizzare la danza come esercizio per stimolare il tono vagale, puoi seguire questi consigli:

scegli la musica che più ti piace. Se lo preferisci, puoi anche scegliere una canzone con un testo composto con parole che per te hanno un significato associato alle emozioni belle. Cantare le parole del ritornello, sprigionare con la voce la gioia che provi nel pronunciarle, sarà benefico per il tuo umore; ballare e cantare contemporaneamente richiede un fiato molto resistente, per cui, se avverti stanchezza, fallo gradualmente oppure quando sentirai che il tuo fisico è pronto per fare entrambe le cose insieme;

concentrati sullo stato d'animo che ti turba di più, su un'emozione in particolare, oppure sull'ansia e sugli attacchi di panico, se ne hai;

non badare alla perfezione dei passi, ma poni tutta la tua attenzione sulle parti del tuo corpo che associ ai tuoi stati d'animo e muovile come se volessi buttare fuori le emozioni.

La creatività per riscoprire le tue emozioni

Mettere alla prova la propria creatività costruendo qualcosa con le proprie mani è un'attività che attiva gli ormoni del piacere e della soddisfazione come la dopamina e la serotonina. Attraverso gli stimoli esterni che ci ispirano e ci fanno venire nuove idee, si attiva il processo creativo. Può essere lo stimolo derivato da un suono, da un'immagine o da un paesaggio, da un profumo particolare, da una scena alla quale abbiamo assistito, da un discorso che stiamo ascoltando.

Il processo creativo e il rilassamento sono l'uno lo specchio dell'altro perché, da un lato, svolgere attività creative è rilassante e, dall'altro, quando ci rilassiamo e liberiamo la mente dai pensieri tossici, ci vengono in mente idee alle quali non avevamo pensato prima. Se fai un lavoro creativo o conosci qualcuno che lavora in un settore creativo, ti sarà capitato di riscontrare questo meccanismo bidirezionale.

È il classico panico da pagina bianca che provano romanzieri, pubblicitari, *copywriter* e sceneggiatori quando non riescono a trovare una buona idea, un soggetto adatto per poter scrivere una buona storia da proporre al pubblico. Più tempo si trascorre a fissare la pagina, indipendentemente se si tratti di una cartacea o di una elettronica, e più le idee sembrano non arrivare. Accade perché ci si sforza troppo, fino a stressare la mente e, di conseguenza, si ottiene l'effetto opposto perché non si è più in grado di lavorare in modo rilassato e di pensare solo alle parole giuste, perché, per esempio, ci sono scadenze da rispettare oppure perché si tratta di un lavoro molto importante che potrebbe significare un avanzamento di carriera, o semplicemente perché si ha paura di non riscuotere il successo desiderato e di fallire. Qualunque sia la ragione, anche in questo caso si crea uno stress emotivo.

Appena chi si trova nella situazione dell'ansia da pagina bianca decide di prendersi una pausa, facendo quattro passi, distraendosi ascoltando musica o dedicandosi ad attività piacevoli, incluso un veloce riposo o una doccia rilassante, ecco che improvvisamente le parole, le idee cominciano ad arrivare, l'umore cambia, sale l'adrenalina e ci si sente pronti per mettersi all'opera.

Qualsiasi attività creativa costituisce un valido metodo naturale per aiutare il tono vagale perché tutto ciò che ci fa divertire e che ci permette di creare da zero le cose con la nostra fantasia e con le nostre mani induce il rilassamento, allevia la tensione e libera da pensieri generatori di ansia.

Che sia cucire, costruire, montare un puzzle, scrivere storie, dipingere e disegnare, il risultato è lo stesso: stimolerai il sistema nervoso parasimpatico, il nervo vago e tutti i meccanismi di produzione del benessere necessari al tuo organismo per raggiungere l'equilibrio psico-fisico perché si viene a creare una connessione continua tra sollecitazione cognitiva, movimento e sensazione di soddisfazione, che insieme si trasformano in un mezzo per tenere lontana la depressione, ma anche per sollecitare le nostre abilità di memoria e immaginazione.

La creatività coniuga l'immaginazione, la concentrazione e anche l'attività motoria.

Le attività creative che incentivano il tono vagale affrontate qui di seguito sono:

- il disegno;

- le attività manuali;

- la scrittura creativa.

Il disegno e i mandala

Il disegno è una forma di terapia che allevia i sintomi di ansia, stress e depressione e che ti aiuta a sfruttare le emozioni negative in energia per tirare fuori il tuo potenziale creativo. Si è visto che l'azione di disegnare, mettendo in modo sia la creatività che le abilità motorie, riesce a farci superare dei momenti difficili perché, quando ci lasciamo andare e ci concentriamo su ciò a cui vogliamo dare forma su un foglio, vengono fuori i nostri pensieri, le immagini e le forme che raffigurano le nostre emozioni e che ci fanno capire quali sono le cose che ci turbano.

Colorare, disegnare, dipingere sono potenti attività antidepressive. Sono sufficienti un foglio di carta, una tavola da disegno, una tela, un pezzo di stoffa bianca o addirittura una parete vuota per poter liberare la nostra creatività. Più ti impegnerai a dare forma e colore ai tuoi disegni e più l'ansia svanirà. La gioia che proverai nel vedere il tuo disegno finito e la dedizione che avrai per renderlo il più bello possibile saranno i tuoi migliori alleati per allontanare ansia e depressione.

Se ci fai caso, se sfoghi la tua rabbia muovendo velocemente una matita sopra un foglio, per farlo, devi concentrare tutta la tua energia sulle forme che stanno venendo fuori attraverso i movimenti della matita. Quando disegni con passione, la concentrazione è ancora maggiore, entri in una dimensione tutta tua, tutto intorno a te sembra scomparire, ci siete solo tu e il disegno, quasi come se fossi alle prese con esercizi di rilassamento specifici, aumentando anche la consapevolezza verso te stesso e verso ciò che ti circonda e, quindi, anche i fattori esterni e interni che ti causano stress e ansia.

L'arte di colorare e disegnare mandala è efficace per combattere gli stati ansiosi, depressivi e di stress. Il mandala è un'antica arte tibetana che coniuga la meditazione con l'arte di disegnare particolari forme simboliche. Colorando o disegnando i mandala, la mente trae beneficio perché, seguendo le linee geometriche che li caratterizzano, inconsciamente, proiettiamo la mente verso il nostro mondo interiore e rilasciamo ogni emozione negativa.

Per ottenere il massimo beneficio psico-fisico disegnando e colorando, puoi seguire i consigli elencati qui di seguito:

come per il canto e per l'*humming*, anche quando disegni devi innanzitutto sentirti libero di esprimerti al meglio, senza preoccuparti del risultato. Non importa se non sei abile nel disegno. Lasciati andare e libera la tua creatività;

per aiutarti nel lavoro di rilassamento, prova a scegliere un tema per i tuoi disegni e lavora disegnando tutto ciò che ti viene in mente. Il tema dei tuoi disegni deve essere qualcosa di bello, piacevole e allegro perché, in questo modo, anche i colori e le forme che sceglierai di creare con le matite contribuiranno ad aumentare il tuo buon umore;

in collegamento con il punto precedente, se puoi, utilizza matite dai colori allegri e vivaci; in questo modo, arricchirai la tua meditazione artistica con una sorta di cromoterapia;

trova un tuo quaderno personale, un bloc-notes per fare i tuoi disegni ogni volta che ne senti il bisogno, così da creare una raccolta da sfogliare quando hai bisogno di concentrarti su qualcosa di bello e non hai tempo di disegnare;

se possibile, abbina l'attività del disegno all'ascolto di buona musica e prova a tracciare delle linee e delle forme seguendo il ritmo.

Attività manuali

Svolgere attività manuali stimola la produzione delle endorfine attraverso l'immaginazione creativa e la psicomotricità, diminuendo il livello degli ormoni dello stress, primo tra tutti il cortisolo.

Tramite il rilascio di endorfine, oltre al nostro umore, migliora tutto l'organismo. Più endorfine il nostro corpo produce, più aumenta il nostro buon umore e più diminuiscono stati d'animo negativi.

A tal riguardo, alle attività manuali si possono attribuire i seguenti vantaggi:

aumentano la nostra autostima perché mettiamo alla prova le nostre abilità;

ci fanno distrarre e rinforzano la capacità di apprendimento, a tutte le età;

sono simili alla meditazione perché ci fanno entrare in una dimensione tutta nostra, dandoci la sensazione che il tempo si sia fermato, perché potremmo continuare a ripeterle per ore senza mai stancarci, proprio perché ci fanno stare bene;

stimolano i processi creativi e abbassano la tensione grazie alla sensazione di gratificazione che proviamo nel vedere che abbiamo creato qualcosa con le nostre mani.

Le attività manuali mettono in moto il cervello stimolando la plasticità cerebrale e la capacità di concentrazione, che di solito si indebolisce quando il nervo vago è infiammato, e la gestione delle emozioni. Non ci sono attività manuali da prediligere rispetto alle altre, perché tutte hanno lo stesso effetto sul tono vagale: fanno bene. Quindi, organizza il tuo tempo per divertirti a ricamare, a lavorare a uncinetto, a costruire gioielli e a creare qualsiasi altra cosa che consideri piacevole.

È particolarmente interessante l'input che le attività manuali hanno sulla capacità di concentrazione, poiché c'è un continuo lavoro delle funzioni cognitive e neuromotorie, in quanto il cervello lavora per indicare al sistema motorio che le mani devono muoversi per poter creare gli oggetti. Oltre a ciò, i lavori manuali aumentano la connessione con l'esterno e la percezione delle emozioni e delle sensazioni grazie al contatto con materiali diversi, che risvegliano la nostra memoria tattile, spesso minacciata dal fatto che i nostri polpastrelli, per gran parte della giornata, digitano solo le tastiere di computer e telefonini, senza toccare altro.

Siamo in un'epoca dove usiamo maggiormente la mente, dimenticandoci di utilizzare ogni parte del corpo, che tendiamo a sostituire con i dispositivi elettronici. Questa tendenza ci sta portando a trascurare il fatto che siamo esseri fatti per muoverci e che, se perdiamo l'abitudine di farlo, il nostro corpo ne risente. Anche utilizzare le mani è indispensabile. Ecco perché anche il gesto di scrivere a penna è importante, così come anche cucire, rammendare un paio di calzini, o fare qualsiasi altra attività artigianale, perché, in questo modo, entriamo in connessione con noi stessi e con ciò che ci circonda.

Muovendo i nostri polpastrelli per creare le cose, mettiamo in modo l'attività sensoriale e motoria e aumentiamo la nostra creatività, linfa vitale per la giovinezza del nostro cervello e della nostra memoria. Il fatto di trasformare un materiale in un oggetto dalla forma definita accende il motore creativo nella nostra mente, creando connessioni e collegamenti mentali, che tendono a rimanere inattivi se ci abituiamo troppo alla comodità di macchine che fanno tutto al posto nostro.

Un esempio di quanto siano salutari per il nostro sistema nervoso le attività manuali sono il lavoro a maglia e il lavoro a uncinetto. Entrambe queste arti, pur essendo leggermente diverse, si accomunano per l'utilizzo di un filo, che può essere di qualsiasi materiale, da modellare e trasformare attraverso strumenti come ferri e uncinetto, seguendo schemi precisi e un numero di punti definito, che deve essere ricordato e ricalcolato per poter realizzare un progetto e, dunque, entrano in azione:

- l'abilità manuale delle mani;

- la concentrazione per tenere lo sguardo fisso sul filo e sui ferri o sull'uncinetto;

- l'abilità di calcolo e di memoria.

Non esistono particolari esercizi per combinare le attività manuali con la stimolazione del nervo vago. È sufficiente praticarle. Qualche piccolo suggerimento ti può però essere d'aiuto per evitare errori che possono produrre l'effetto opposto a quello desiderato:

dedicati solo alle attività manuali che ti fanno stare bene e che ti piacciono. Quelle elencate in questo libro sono solo alcuni esempi, ma puoi trovarne tante altre che possono fare al caso tuo. Ciò che conta è che riescano a rilassarti, a farti divertire, a stimolare la tua creatività e a darti un senso di soddisfazione;

non trasformare in ossessione e mania di perfezionismo la passione per le attività manuali perché rischi di stressarti;

evita di pretendere troppo dalle tue abilità manuali. Parti da progetti piccoli e di facile realizzazione, poiché, se provi a realizzare progetti che ti sembrano estremamente complessi, rischi di deprimerti e di abbandonare l'attività; viceversa, facendo pratica ogni giorno o comunque ogni volta che puoi, perfezionerai le tue abilità e proverai maggiore soddisfazione quando riuscirai a realizzare ciò che avevi progettato;

conserva tutti i tuoi lavori manuali, così da guardarli quando ti senti depresso o stressato per ricordare che cosa sei in grado di fare e risvegliare la sensazione di soddisfazione e ricompensa.

La scrittura creativa

Anche scrivere è un'attività che fa bene al nostro cervello. Scriviamo ogni giorno. Digitiamo sulle tastiere dei nostri telefoni e dei nostri computer centinaia di caratteri in una sola giornata senza rendercene conto, produciamo una quantità infinita di parole per comunicare e, qualche volta, scriviamo proprio che ci sentiamo stanchi, deboli e che non sappiamo perché. Hai mai pensato che proprio l'attività di scrittura potrebbe aiutarti a superare i sintomi associati all'infiammazione da nervo vago come ansia e stress? Si tratta di una scrittura particolare, di tipo creativo che, attraverso il potere dell'immaginazione, può aiutarti a rilassarti e a sentirti molto meglio perché scrivere è terapeutico.

La scrittura creativa è un potente antistress perché ci permette di tirare fuori le nostre emozioni e di metterle nero su bianco per leggerle meglio, per conoscerle e affrontarle. Non è solo una terapia per vincere i sintomi di ansia, stress e depressione ma è un pieno di energia per la nostra mente. In questo caso, si tratta di una scrittura da fare con carta e penna e questo per due motivi:

l'eccessivo numero di ore trascorse davanti agli schermi luminosi di computer e telefoni cellulari è una delle cause del nostro stress e della nostra insonnia e, quindi, è importante riposare gli occhi per qualche ora dedicandosi ad attività che richiedono l'uso di dispositivi non elettronici;

scrivere con carta e penna è benefico perché allena la nostra concentrazione e il nostro processo creativo, mettendo in moto le nostre mani e la nostra memoria per ricordare come formare le lettere, stimolandoci a ragionare sul modo di scrivere le parole senza ricorrere al correttore automatico e a riflettere per stabilire quando una frase deve essere lunga o breve e quale aggettivo possiamo usare senza ricorrere ad altre applicazioni che ci offrono la soluzione a portata di click. Attenzione solo a una cosa: quelle digitali sono ottime strumentazioni che facilitano e ottimizzano tante tipologie di lavori. Ciò che si intende dire è che, ogni tanto, è importante risvegliare la nostra innata capacità di produzione creativa e verbale.

Quando affronti un periodo di particolare stress, prendi carta e penna e inizia a scrivere perché ti rilassi e perché incentivi le abilità di apprendimento e memorizzazione delle informazioni. Ciò avviene perché, non avendo gli strumenti tecnologici che, in un certo senso, pensano per te, devi per forza di cose concentrarti su quello che stai scrivendo, mettendo da parte altri pensieri superflui e aumentando anche la tua produttività, che tende a indebolirsi quando il nervo vago è infiammato, perché hai una minore propensione a distrarti.

La scrittura creativa stimola la tua immaginazione. Provando a creare storie inventate, costruite con una trama e dei personaggi che compiono azioni, riesci a scoprire lati della tua personalità che non sapevi di avere e ti rilassi anche in questo caso perché sei pienamente concentrato nella creazione dei racconti.

Scrivere a penna mantiene giovani le funzioni cerebrali, stimolando il sistema nervoso e anche la capacità di elaborare le informazioni. Infatti, il cervello va allenato ogni giorno proprio come si fa con i muscoli del corpo per mantenersi in forma. Se non andiamo in palestra e non facciamo più esercizio fisico, a lungo andare, il nostro corpo perderà la sua forza e la sua tonicità. Avviene lo stesso con il cervello quando smettiamo di stimolarlo con attività mnemoniche e creative. Appuntare manualmente su un foglio ciò che abbiamo bisogno di ricordare, elencare le nostre emozioni e i nostri obiettivi, da un lato, tiene il nostro sistema nervoso in allenamento e, dall'altro, ci fa rilassare perché riusciamo ad avere una maggiore comprensione dei fattori che ci causano stress e confusione.

Scrivere migliora anche la velocità dei processi creativi grazie alla continua combinazione di parole per formare frasi di senso compiuto, accrescendo il vocabolario e la capacità di linguaggio, riuscendo così ad esprimere ancora meglio i propri stato d'animo.

Scrivere migliora anche la capacità senso-motoria e di orientamento dello spazio perché, a differenza dello schermo del computer o del telefono, che allineano le parole in modo ordinato, con carta e penna dobbiamo sforzare la mano e la mente per scrivere parole e frasi allineate, rispettando gli spazi del foglio.

Qualche suggerimento potrebbe esserti utile per ottenere il

massimo rendimento dalla scrittura per favorire il rilassamento:

come per le attività di disegno, procurati un quaderno dove puoi appuntare i tuoi pensieri e ogni altra cosa che scriverai, così da poterli rileggere quando ne senti il bisogno;

assicurati di avere fogli a sufficienza e una penna che scriva bene. In questo modo, eviterai di distrarti per cercare un'altra penna;

ascolta un po' di musica rilassante, preferibilmente melodie senza parole che ti trasmettono emozioni piacevoli, che potrai mettere nero su bianco.

Ridere per diventare più forti e tenere il tono vagale alto

Lo avresti mai detto che la risata, l'atto del ridere è uno dei rimedi fai da te più efficaci per stimolare il nervo vago e vincere ansia, stress e depressione? Proprio così. Basta una semplice risata per spazzare via il cattivo umore e la tensione fisica ed emotiva. La risata ha il potere di rinforzare il sistema immunitario, di rilasciare gli ormoni del benessere, di innestare un senso di pace interiore, di tenere alta la motivazione per raggiungere gli obiettivi e di renderci tutti più spontanei, socievoli e di buon umore.

Ridere è un'attività che fa bene addirittura al sistema circolatorio, attenua i problemi di pressione alta e inibisce l'azione degli ormoni dello stress in favore di quelli preposti al rilassamento e al benessere come endorfine, ossitocina, dopamina e serotonina. Infatti, quando ridiamo di gusto con i nostri amici e con la nostra famiglia per qualcosa di buffo che è successo, dopo aver ascoltato una barzelletta o mentre svolgiamo qualche attività, siamo di buon umore, sorridiamo, siamo felici e dimentichiamo le cose che ci mettono in agitazione.

Ridere è anche un'attività che stimola la mente. Più ridiamo e più tendiamo a pensare in modo diverso perché, grazie all'ironia e all'autoironia, riusciamo a guardare le cose da un altro punto di vista e a reagire alle situazioni senza agitazione e stress, acquisendo un livello più alto di autostima e di apertura mentale.

Esistono tanti modi per sfruttare il potere della risata e allontanare cattivo umore, stress, ansia e agitazione:

puoi leggere romanzi, racconti e storie divertenti con un lieto fine;

puoi provare a inventare delle barzellette e a recitarle ai tuoi amici, ma anche davanti allo specchio, magari provando a fare delle smorfie buffe;

puoi guardare dei film e delle serie tv di genere comico;

puoi organizzarti per ritagliare una parte del tuo tempo giornaliero, anche solo pochi minuti al giorno, per fare qualcosa che ti fa divertire e che ti mette di buon umore;

sorridi ogni giorno e prova a trovare un motivo per essere felice.

Il gioco dell'autoironia per liberarti dall'ansia

Se ne hai voglia, puoi provare a cimentarti in questo gioco per trasformare la risata nello strumento numero uno per liberarti dall'ansia, dalla sensazione di paura e dagli attacchi di panico. Procurati carta e penna e segui queste indicazioni:

mettiti in una posizione che consideri comoda;

chiudi gli occhi e rilassati;

concentrati su te stesso e sugli atteggiamenti che assumi a causa dei tuoi stati d'animo e immagina di essere il protagonista di un film comico che enfatizza ogni movimento per far ridere il pubblico;

in seguito, prendi carta e penna e fai un elenco di tutti i movimenti che hai immaginato;

prova ad associare qualcosa di ironico agli atteggiamenti e ai movimenti. Mentre scrivi e prosegui con il gioco, ti accorgerai che esistono soluzioni e modi diversi per poter affrontare le situazioni che ti mettono in agitazione e ti provocano ansia, stress, paura e attacchi di panico;

evita di scrivere al computer oppure sullo smartphone. Scrivere con carta e penna ti aiuta a rimanere concentrato e a essere consapevole di ogni parola e frase.

L'acqua per stimolare il tono vagale

Quando si pensa a una doccia rilassante, la prima cosa che si immagina è tanta acqua calda che scorre sul nostro corpo. Anche questo è benefico, ma l'acqua fredda sembra avere un particolare effetto sull'aumento del tono vagale. Occorre prestare attenzione nell'utilizzare l'acqua a basse temperature per stimolare il tono vagale, ma sembra sortire degli ottimi effetti sulla riduzione dei sintomi dello stress, dell'ansia e della depressione.

Puoi beneficiare degli effetti dell'acqua fredda anche tra le mura domestiche concedendoti una coccola quotidiana mentre fai la doccia.

Passare il getto della doccia a pioggia su tutto il corpo migliora la circolazione, stimola il rilascio di endorfine, abbassa i livelli degli ormoni dello stress, soprattutto il cortisolo, stimola il metabolismo, rilassa la mente, appiana i sintomi dell'ansia, migliora la pelle, tonifica il corpo e riduce le infiammazioni.

Per ottenere dei benefici sul tono vagale con l'acqua a basse temperature, prova a utilizzare il getto della doccia a pioggia e passalo per qualche minuto su tutto il corpo partendo dai piedi e arrivando fino al viso.

La respirazione diaframmatica contro il nervosismo

Qual è la prima cosa che ti dicono quando sei agitato o che tu dici quando vedi che qualcuno è agitato? Calmati e respira profondamente! In questo consiglio c'è tantissima verità perché è partendo dal controllo della respirazione che si incentiva il rilassamento. Per questo, tra la prime tecniche che devi conoscere per stimolare il nervo vago c'è la respirazione, soprattutto quella diaframmatica, che è presente in tutte le attività di rilassamento.

Imparando a respirare meglio, risvegliamo la nostra mente e acquisiamo forza per muovere i nostri muscoli. Quando si frequentano corsi dedicati ad attività di meditazione e rilassamento, o anche semplicemente per usare la voce, la prima cosa che si insegna è la differenza tra respirazione toracica e respirazione diaframmatica.

L'apparato respiratorio si divide in respirazione nasale e boccale.

Nella cassa toracica, avviene il trasferimento dell'ossigeno al centro dei polmoni. La respirazione diaframmatica si compie attraverso i movimenti del diaframma, un muscolo a forma di cupola che si trova sotto la gabbia toracica e che, attraverso l'inspirazione e l'espirazione, è responsabile del funzionamento degli organi della parte centrale del corpo, irrorandoli di sangue e favorendo la digestione, il rilassamento e anche una migliore circolazione del sangue nelle gambe, modulando anche la concentrazione, il riposo e la gestione dello stress.

Imparando a dominare la respirazione diaframmatica, si equilibra l'intero organismo e si ottengono ulteriori benefici come una minore rigidità del collo e delle spalle, una postura più corretta, una maggiore confidenza con le potenzialità della voce e ulteriori cambiamenti fisici.

Questi fattori cambiano in meglio le tue giornate e il tuo modo di comunicare verso l'esterno, sia perché hai una maggiore propensione alla condivisione e alla socializzazione con gli altri e sia perché sarà la comunicazione non verbale del tuo corpo a trasmettere la tua apertura verso l'esterno. Respirando bene, il tono vagale si alza e anche il tuo umore cambia. Questi benefici li puoi notare paragonando i momenti in cui sei nervoso e di cattivo umore che ti portano a camminare a testa bassa, a curvare la schiena, ad assumere una postura scorretta e a sentirti confuso ai momenti in cui reagisci provando a migliorare la postura e a respirare con il diaframma con un conseguente cambiamento dell'umore, un incremento della concentrazione, della tranquillità, della qualità del sonno e delle emozioni piacevoli.

Il controllo della respirazione diaframmatica o del respiro in generale è la prova che gli stati di tipo psicosomatico e di tipo somatopsichico sono correlati, vale a dire che, se respirando meglio possiamo calmare la mente e lo stato d'animo, anche concentrando l'attenzione sulle attività che ci fanno sentire in pace con noi stessi, quelle che stimolano gli ormoni del piacere, della soddisfazione e del benessere, migliora in automatico anche la nostra respirazione.

Un facile esercizio di respirazione per sorridere di più

Sdraiati in posizione supina su una superficie comoda come un letto, una coperta piegata a metà oppure un comune tappetino da ginnastica;

piega le gambe appoggiandoti sulla pianta dei piedi;

concentrati sulla respirazione, inspira ed espira, controllando se ad alzarsi di più è il petto oppure la pancia. Se ti accorgi che si alza il petto, vuol dire che non stai respirando con il diaframma. Non preoccuparti se all'inizio ti risulta difficile. Soprattutto se non sei abituato a respirare con il diaframma, è del tutto normale. Tutto sta nella pratica quotidiana. Quando ti accorgerai che ad alzarsi è la pancia mentre il petto resta fermo, avrai iniziato a lavorare con il diaframma; ciò che conta è che tu faccia questo esercizio con tranquillità, senza stress;

anche se all'inizio hai difficoltà, esegui lo stesso questo esercizio di rilassamento, inspirando dal naso ed espirando dalla bocca e concentrandoti su ciò che senti di poter fare, senza sforzare troppo la respirazione;

inspira dal naso ed espira dalla bocca. Fallo con tutta la calma che ti occorre. Concentrati sull'aria che entra ed esce dal tuo corpo, immaginando che siano le emozioni piacevoli a rimanere dentro di te e ciò che ti turba ad andare via.

LA MEDITAZIONE: SFRUTTARE IL CORPO E LA MENTE PER IL TONO VAGALE

Insieme a "stress", la parola "meditazione" è una delle più utilizzate nel nostro linguaggio quotidiano, tanto da far parte anche di alcuni modi di dire che fanno riferimento a contesti diversi da quelli propri della meditazione. Si medita su un problema, su una decisione da prendere, su una risposta dare. A questo punto, sorge spontanea la domanda: che cosa significa meditare?

Letteralmente, meditare significa riflettere, contemplare, concentrarsi rilassandosi.

La meditazione è un vero nutrimento per il nervo vago, una boccata di energia per mettere in equilibrio il nostro organismo. Attraverso la meditazione, impariamo quanto il nostro corpo sia prezioso e che dobbiamo prendercene cura come una pianta che si annaffia ogni giorno, nutrendolo, dandogli la giusta luce e un'adeguata dose di acqua e di cibo sani per dargli il carburante necessario.

Se dopo aver fatto qualche esercizio di meditazione hai l'impressione che ciò che prima ti preoccupava non ti sembra più così spaventoso, se ti ritorna la voglia di lavorare a un progetto che ti dava noia, è perché hai tonificato il tuo sistema vagale, attivando i meccanismi di rilassamento che sono stati oggetto delle pagine precedenti.

La meditazione ha effetti incredibili sull'umore e sulla depressione. Molte persone affermano che, da quando hanno iniziato a dedicarsi regolarmente alle attività di meditazione, il livello di depressione si è abbassato, generando un cambiamento sia mentale e sia fisico. Addirittura, si è registrato un ridotto livello di infiammazioni cutanee e croniche, dell'insorgenza degli effetti del disturbo post traumatico da stress e di un'altra vasta gamma di sintomi. La meditazione, se praticata nel modo giusto, apporta gli stessi effetti di altri trattamenti di solito annoverati tra quelli più adatti per curare i sintomi elencati in questa guida dedicata al nervo vago, e che accomunano gran parte delle persone. Ciò non significa che la meditazione può sostituire le cure consigliate da un medico esperto, bensì che, associando la meditazione alle cure specifiche per il proprio disturbo, si potrebbe velocizzare il processo di guarigione.

Con la meditazione, la nostra struttura cerebrale si rafforza e anche il nostro stato d'animo cambia. È un fenomeno davvero affascinante che solo noi esseri umani possiamo sperimentare, almeno per tutto quello che fino ad oggi la scienza ha scoperto, perché siamo gli unici esseri viventi che hanno un maggior numero di girificazioni cerebrali, che ci conferiscono le abilità del parlare, del comunicare, del pensare, del muoverci in modo diverso dagli altri mammiferi. Meditando, queste abilità si incrementano. Quando si presentano quelle che per noi sono le comuni situazioni stressanti, ci accorgiamo che riusciamo a reagire in maniera diversa, più calma, siamo in grado di trovare soluzioni alle quali non avevamo pensato prima e tendiamo ad essere anche più socievoli, estroversi e pacifici.

La meditazione è un potente acceleratore delle funzioni cognitive e della plasticità cerebrale. Con meno di trenta minuti al giorno di meditazione, è stato scientificamente provato che si rafforzano le strutture cerebrali, in particolare l'amigdala, diminuendo notevolmente stati di ansia e paura e aumentando invece la prontezza di spirito e la capacità di reagire positivamente nelle situazioni stressanti.

La meditazione è un valido sistema per incrementare il tono vagale perché agisce su tre diverse aree cerebrali, distinte dalla neuroscienza in:

cervello antico o rettile, che si trova nel tronco dell'encefalo e deputato alle reazioni provenienti da stimoli esterni di tipo stressorio, che vanno a scatenare risposte di fuga, difesa e adattamento alla temperatura;

cervello mammifero o sistema limbico, che governa le emozioni;

cervello dell'Homo Sapiens o neocorteccia, deputato al linguaggio, alla comunicazione, all'apprendimento e alla concentrazione.

Rilassando il corpo e la mente, la meditazione crea una sorta di connessione con queste aree cerebrali, per cui, attivandosi il sistema nervoso parasimpatico con il rilassamento, ecco che si generano gli effetti calmanti visti nella prima parte di questa guida, andando a placare la sensazione di paura generata dalla risposta dell'amigdala e rinforzando invece le aree responsabili della concentrazione e della comunicazione. Il risultato che si ottiene attraverso questa connessione è una riduzione degli stati di ansia, di stress e di depressione, ma anche una maggiore consapevolezza dei propri pensieri e delle proprie azioni. Esattamente ciò di cui abbiamo bisogno quando affrontiamo periodi di stress e di confusione.

Meditare può cambiare la tua vita in meglio, perché ti aiuta a entrare in contatto con il tuo mondo interiore, con i tuoi lati più nascosti, scoprendo spesso emozioni che avevi dimenticato e attraverso le quali puoi risalire alle cause del tuo cattivo umore, della tua agitazione apparentemente immotivata e rinascere trasformando l'energia negativa nella forza necessaria a sprigionare emozioni positive. Se inizi a meditare, nel tempo, scoprirai potenzialità che non sapevi di avere e che aumenteranno la tua vitalità e la tua grinta per affrontare i tuoi impegni quotidiani, perché acquisirai un controllo più profondo delle tue emozioni e della tua razionalità. In altre parole, meditando, imparerai a vincere l'impulsività e a modificare il tuo modo di agire in determinate situazioni, sostituendo reazioni nervose con risposte pacifiche, perché sarai tu ad aver trovato la tua pace e una percezione diversa di ciò che accade intorno a te.

Se prendi l'abitudine di meditare, anche gli altri si accorgeranno del tuo cambiamento e della tua serenità; di conseguenza, modificando il modo di relazionarti con gli altri, tutte le cose assumeranno una piega diversa e potresti addirittura trovare la voglia di coinvolgere le persone intorno a te nello svolgimento di attività rilassanti come cantare, fare humming, yoga o, perché no?, attività creative, stimolando un reciproco innalzamento di ossitocina.

Non sono necessari grandi strumenti per meditare, è sufficiente concentrarsi sui propri pensieri, aprendosi a riflessioni positive verso se stessi, imparando a conoscersi e ad amarsi di più. L'obiettivo della meditazione dovrebbe essere innanzitutto quello di sviluppare una sorta di self-help, per poter diventare più forti nelle situazioni in cui si scatenano i meccanismi di attacco o di fuga tipici dell'ansia e dello stress.

I consigli che trovi nelle pagine successive ti aiuteranno a trovare idee e spunti per meditare e stimolare il corpo e la mente attraverso lo yoga, la camminata e l'automassaggio.

Se vuoi sin da subito prendere l'abitudine di meditare, puoi iniziare con questo facilissimo esercizio di rilassamento:

scegli un ambiente tranquillo, la tua camera da letto, il salotto di casa tua, il tuo terrazzo se ne hai uno o qualsiasi altro luogo che consideri adatto per meditare e che ti fa sentire bene;

indossa abiti comodi;

procurati un telo oppure un tappeto da ginnastica;

togliti le scarpe, mettiti a piedi nudi e posizionati sul tappeto o sul telo in piedi con le gambe divaricate alla larghezza delle spalle;

chiudi gli occhi e, delicatamente, alza e abbassa le braccia. Ripeti questi movimenti per un paio di minuti, dopodiché, riapri dolcemente gli occhi; ricordati di inspirare e di espirare mentre esegui i movimenti;

siediti sul telo o sul tappeto con le gambe incrociate e la schiena dritta;

chiudi gli occhi, appoggia le mani sulle ginocchia e prova a respirare consapevolmente, con calma, liberando la mente da ogni pensiero che ti turba;

mantieni questa posizione fino a quando lo reputi necessario;

a fine esercizio, alzati lentamente e ritorna alla posizione di partenza, continuando a concentrarti sulla respirazione.

Camminare per vincere ansia e stress

La vita sedentaria è il nemico della tua salute. Siamo nati per muoverci, per camminare, per correre. Purtroppo, le comodità della vita moderna hanno fatto sviluppare a gran parte della popolazione la cattiva abitudine di poltrire sul divano a guardare la tv, a giocare ai videogiochi e a trascorrere troppo tempo senza fare attività fisica.

Il riposo, ripetiamolo ancora una volta, è importante quanto il movimento. Ciò che conta è imparare a bilanciare entrambe le cose. Camminare è il modo più naturale e salutare per riuscire a farlo e, soprattutto, per stimolare il tono vagale.

Camminiamo ogni giorno, i nostri piedi sono il mezzo che ci porta ovunque. È un'attività così spontanea e automatica che quasi ne dimentichiamo l'importanza, mentre invece può trasformarsi in una pratica quotidiana di tipo olistico perché può essere sia una forma di meditazione che una valida attività fisica.

Dietro l'apparentemente semplice atto di camminare, c'è il lavoro sinergico di alcune aree cerebrali e non è affatto una leggenda affermare che sono sufficienti trenta minuti al giorno di camminata per praticare l'auto-guarigione del corpo e della mente. È la verità.

Utilizzare la strategia di raggiungere a piedi un posto non molto lontano da casa nostra, parcheggiare l'auto a qualche minuto di distanza dal nostro ufficio e preferire le scale all'ascensore sono piccoli stratagemmi per dedicare tempo al movimento fisico e alla stimolazione del nervo vago.

Chiaramente, se cammini solo una volta ogni tanto, non avrai molti benefici. Camminare dovrebbe trasformarsi in un'abitudine quotidiana; del resto, non ci sono scuse perché, qualunque sia il tuo stile di vita, c'è sempre un momento della giornata dove devi camminare per poter fare qualcosa, per esempio, andare a fare la spesa.

Trovare un po' di tempo per te per camminare fa bene anche al tuo umore perché attiva la circolazione e il lavoro degli ormoni del benessere. Detto in altri termini, camminare è la cura naturale contro lo stress.

Che cosa accade nel tuo corpo quando cammini?

Se inserisci una camminata di almeno trenta minuti al giorno tra le tue abitudini quotidiane, ti accorgerai che non ne potrai più fare a meno. Quando cammini, il tuo tono vagale aumenta. Di certo, anche tu avrai sperimentato quella piacevole sensazione di appagamento dopo aver camminato per qualche oretta all'aria aperta. Il benessere che avverti dopo aver fatto una passeggiata, è generato da un aumento del tono vagale, che a sua volta determina:

- il tuo buon umore perché, rafforzandosi il sistema cardiocircolatorio e respiratorio, anche in questo caso viene attivato il rilascio degli ormoni del benessere;

- una riduzione del rischio di colesterolo alto, rigidità muscolare, pressione alta, diabete;

- un'ottima forma fisica perché camminare brucia grassi e tonifica il corpo;

- il rafforzamento dei muscoli dei glutei e delle gambe;

- l'innalzamento del livello di autostima e di creatività;

- una postura migliore;

- una digestione migliore;

- un'accelerazione del metabolismo;

- la diminuzione degli stati di tensione, di ansia e di stress;

- una maggiore prontezza dei riflessi;

- un rafforzamento delle abilità cognitive, che si mantengono giovani, e della capacità di apprendimento e di memorizzazione attraverso la produzione cellulare dell'ippocampo, stimolata da un aumento del tono vagale.

Consigli per stimolare il tono vagale con la camminata

Per incrementare i benefici della camminata sul tono vagale, ci sono dei piccoli accorgimenti che puoi seguire:

se hai delle giornate fitte di impegni che ti impediscono di rispettare l'abitudine di camminare trenta minuti al giorno, programma dei piccoli blocchi di tempo di cinque, dieci o quindici minuti in modo tale da fare movimento senza rendertene conto mentre svolgi altre attività;

se sei fuori allenamento, inizia camminando solo pochi minuti al giorno, aumentando gradualmente di settimana in settimana la durata della tua camminata. Così facendo, svilupperai spontaneamente l'abitudine di camminare e riuscirai ad ascoltare il tuo corpo e ad acquisire una maggiore consapevolezza delle tue abilità e dei tuoi limiti;

si dice che il numero di passi giornalieri da fare per aumentare il benessere psico-fisico dovrebbe corrispondere ad almeno dieci mila passi al giorno. Facendo un gioco di parole, per tenere traccia dei tuoi passi, può esserti d'aiuto un conta passi;

cammina a passo moderato, né troppo lento né troppo veloce;

usa scarpe comode adatte alla camminata;

coinvolgi il tuo partner o i tuoi amici nella camminata quotidiana, così da motivarvi a vicenda. Camminare insieme sviluppa lo spirito di socializzazione e la voglia di comunicare, fattori indispensabili per sentirsi parte integrante di un gruppo o di una relazione; inoltre, camminare mano nella mano con il proprio partner, stimola anche il rilascio di ossitocina.

Dieci esercizi mirati per alleviare il mal di schiena

Ovunque, si legge e si sente che l'attività fisica fa bene perché mette in moto tutto il nostro corpo, facendoci bruciare grassi, stimolando il metabolismo, tonificando i nostri muscoli e anche la nostra resistenza fisica. Una regolare attività fisica fa bene anche al tono vagale, migliora la postura e allevia il mal di schiena.

Si può allentare il mal di schiena e farlo passare attraverso una serie di esercizi che sono allo stesso tempo rilassanti e divertenti. Chiedendo sempre prima il parere di un medico per verificare che siano adatti al tuo corpo, prova a praticare quelli che trovi nelle prossime righe. Sono esercizi che ti aiuteranno a diminuire il mal di schiena, i fastidi al collo e anche la rigidità dovuta alla cervicale.

Esercizio uno

Questo esercizio allevia i dolori alle spalle e migliora la postura:

- mettiti in piedi con il viso rivolto verso una parete;

- appoggia i palmi delle mani alla parete e porta i piedi all'indietro, stendendo le gambe e la schiena;

- resta in questa posizione per alcuni secondi inspirando ed espirando e ripetila per un paio di volte.

Esercizio due

Questo esercizio è utile per lenire il dolore alla zona lombare:

- mettiti a quattro zampe su un tappetino da ginnastica oppure su un telo morbido;

- inspira sollevando la schiena verso l'alto ed espira abbassandola;

- ripeti questo movimento per qualche minuto.

Esercizio tre

Questo esercizio, ispirato alle posizioni yoga, come il precedente, allevia i dolori della zona lombare:

- metti un cuscino su un tappetino da ginnastica oppure su un telo morbido;

- stenditi sul tappetino appoggiando la parte bassa della schiena sul cuscino e divarica le gambe unendo le piante dei piedi;

- inspira ed espira mentre tieni questa posizione;

- resta in questa posizione per qualche minuto.

Esercizio quattro

Questo esercizio allunga la schiena e genera anche un effetto rilassante:

- mettiti su un tappetino da ginnastica oppure su un telo morbido e siediti sulle ginocchia;

- lentamente, allunga le mani in avanti abbassando il busto e distendendo la schiena;

- mantieni questa posizione per alcuni secondi inspirando ed espirando.

Esercizio cinque

Questo esercizio distende la zona delle spalle e favorisce il rilassamento:

- mettiti in piedi con le gambe divaricate all'altezza delle spalle;

- alza le braccia in alto e incrocia le dita cercando di allungare la schiena;

- mantieni questa posizione per alcuni secondi e ripetila per qualche minuto;

- in seguito, ritorna alla posizione di partenza e porta le braccia all'indietro, incrociando le mani. Mantieni questa posizione per qualche minuto.

Esercizio sei

Questo esercizio è utile per la zona lombare e aiuta a ritrovare la concentrazione:

- sdraiati in posizione supina con la pancia verso l'alto su un tappetino da ginnastica oppure su un telo morbido;

- apri le braccia verso l'esterno;

- alza le ginocchia e portale al petto, avvolgendole con le braccia, evitando di inarcare la zona lombare;

- resta in questa posizione per alcuni secondi;

- in seguito, ritorna alla posizione di partenza e porta il ginocchio destro al petto, avvolgendolo con entrambe le mani;

- abbassa il ginocchio destro ed esegui lo stesso movimento con il ginocchio sinistro.

Esercizio sette

Questo esercizio aiuta a migliorare la postura e a distendere la schiena:

- su un tappetino da ginnastica oppure su un telo morbido, mettiti a pancia in giù;

- piega i gomiti portando le mani all'altezza dei fianchi e, con l'aiuto delle braccia, solleva il busto cercando di tenere le spalle e il collo morbidi;

- solleva leggermente il corpo e alza la testa verso l'altro;

- mantieni questa posizione per qualche secondo, concentrandoti sul respiro.

Esercizio otto

Questo esercizio ha un effetto calmante, rilassa la schiena e alleggerisce le gambe:

- siediti con il volto rivolto verso una parete;

- stenditi facendo aderire la zona lombare al pavimento, alza le gambe e appoggiale alla parete, tenendole leggermente divaricate;

- distendi le braccia lungo i fianchi con i palmi rivolti verso l'alto;

- mantieni la posizione per qualche secondo, inspirando ed espirando.

Esercizio nove

Questo è un esercizio di stretching che coinvolge la schiena, le gambe e i glutei:

- mettiti a quattro zampe su un tappetino da ginnastica oppure su un telo morbido;

- lentamente, porta la gamba destra in avanti e piega leggermente il ginocchio;

- scendi in avanti con la schiena senza fare sforzi, arrivando fin dove riesci;

- mantieni questa posizione per qualche secondo;

- ripeti la posizione, eseguendo gli stessi movimenti anche con la gamba sinistra.

Esercizio dieci

Questo esercizio scioglie i dolori cervicali che si accusano nella zona del collo:

- siediti su una sedia tenendo la schiena dritta e le braccia distese;

- alza la testa fino a quando non avverti una leggera tensione, dopodiché abbassa la testa fermandoti, anche in questo caso, quando senti una leggera tensione;

- ripeti questo movimento per un paio di volte;

- se preferisci, puoi arricchire l'esercizio aggiungendo anche i movimenti della testa a destra e a sinistra e in senso orario e antiorario.

I benefici del massaggio sul tono vagale

Il massaggio è un'arte terapeutica antica che rappresenta il connubio dei cinque sensi, delle emozioni e anche del mondo interiore ed esteriore. È con il tatto, con il contatto delle mani sul corpo o su parti di esso che il massaggio si trasforma in uno strumento per coadiuvare il benessere.

Il massaggio è tra le soluzioni che agevolano il tono vagale, aiutando nel raggiungimento del benessere psico-fisico. Proprio per questo motivo, attraverso il massaggio, si attiva il sistema nervoso parasimpatico, amplificando l'azione del nervo vago e tutti gli effetti che esso genera sul nostro organismo.

Il massaggio fa bene al sistema nervoso e aumenta il tono vagale grazie al rilassamento che induce, vincendo il malessere generale derivato dallo stress della vita quotidiana. Un buon massaggio effettuato almeno un paio di volte alla settimana è di certo una valida soluzione per favorire il raggiungimento di un buon equilibrio mentale e fisico.

Rigenerando il corpo e la mente, il massaggio riduce le infiammazioni, aiuta il metabolismo e rigenera psicologicamente attraverso la sinergia del contatto delle mani, la musicoterapia e anche la profumo-terapia. Si tratta di effetti indiretti derivati dall'utilizzo di elementi accessori come gli oli profumati e la musica rilassante che viene messa in sottofondo durante una seduta di massaggi. Infatti, anche gli odori gradevoli fanno bene al sistema nervoso perché generano sensazioni di piacere, stimolando il desiderio di sentirli ancora, rispolverando addirittura ricordi associati a emozioni piacevoli. Il risultato è anche in questo caso il raggiungimento di uno stato di benessere agevolato dal rilascio di endorfine, ossitocina, dopamina e serotonina. Mediante l'attivazione di questi ormoni, da un lato, fungendo da antinfiammatorio e analgesico naturale, le endorfine leniscono i dolori del corpo e, dall'altro, l'ossitocina, la serotonina e la dopamina innalzano la calma.

Attraverso il contatto delle mani del massaggiatore sul nostro corpo, si abbassa il livello degli ormoni dello stress e si rinvigorisce il sistema immunitario grazie all'innalzamento delle cellule che difendono il nostro organismo dalle infiammazioni. In particolare, i massaggi riescono a far diminuire l'azione del cortisolo e della vasopressina, un altro ormone che, quando ci troviamo sotto stress, ha un'azione infiammatoria, che può anche renderci litigiosi e nervosi.

Con un buon massaggio, si risveglia il primordiale istinto della connessione tra corpo e mente, del desiderio di sprigionare energia positiva. Le mani sono al centro di tutto e diventano il veicolo per trasportare le energie negative, le infiammazioni al di fuori del nostro corpo. In fondo, anche quando avvertiamo un fastidio al collo, se ci distraiamo e ci scottiamo, se ci graffiamo, abbiamo l'istinto di posare una mano nel punto che si è infiammato per massaggiarlo e alleviare il dolore. Come insegnano i maestri della medicina orientale, ogni parte delle mani corrisponde a una specifica area infiammata del corpo e a determinate emozioni e stati d'animo. Concentrando il massaggio sulle cinque dita, possiamo rigenerarci e liberarci da tutte quelle emozioni che percepiamo come stressanti:

- i pollici corrispondono all'agitazione, alle preoccupazioni, al tormento, ai problemi digestivi;

- gli indici alla paura, alla timidezza, al senso di insoddisfazione, al mal di schiena, al mal di denti;

- i medi all'irrequietezza, allo stress psicologico, alla sensazione di oppressione, alla paura di relazionarci con gli altri, al senso di debolezza, ai disturbi di circolazione e alle infiammazioni degli occhi;

- gli anulari alla rabbia, al risentimento, agli stati depressivi, all'amarezza, ai problemi dermatologici, ai problemi di udito e alla difficoltà di liberarsi dalle scorie del corpo;

- i mignoli alla paura, alla frustrazione, alla rabbia inespressa, alla scarsa fiducia in se stessi, all'irascibilità, alle infiammazioni della gola, al nervosismo, ai dolori ossei e ai problemi di tipo cardiaco.

- Le altri parti del corpo da massaggiare per incoraggiare i meccanismi del sistema vagale sono:

- la schiena;

- i piedi;

- i punti dalle spalle in su, utili soprattutto per alleviare il mal di testa.

L'automassaggio per alleviare la tensione

Ogni parte del corpo può essere automassaggiata, il viso, le mani, le gambe, i piedi e persino il collo e la schiena.

Esistono movimenti e tecniche per poter praticare l'automassaggio per procurarci gli stessi effetti benefici scaturiti da un massaggio ricevuto da un esperto. Sono tecniche che, se apprese correttamente, possono essere messe in pratica tutte le volte che se ne avverte la necessità e che possono diventare un'abitudine costante per tenere sempre alto il nostro tono vagale.

Occorre essere attenti a come si esegue l'automassaggio perché si rischia di esercitare una pressione eccessiva in punti che invece richiedono delicatezza e di aumentare anziché ridurre le infiammazioni.

Se stai cercando dei suggerimenti per praticare l'automassaggio e stimolare il tono vagale, qui di seguito trovi qualche indicazione. Ricorda di scegliere dei momenti e degli ambienti tranquilli per eseguire l'automassaggio, proprio per favorire il rilassamento del tuo corpo e della tua mente. Se lo preferisci, rendi confortevole lo spazio intorno a te prediligendo luci soffuse, mettendo un po' di musica in sottofondo e utilizzando un olio profumato per il corpo, che farà scivolare meglio le mani sui punti da massaggiare.

Automassaggio per la schiena

- mettiti in piedi con le gambe divaricate alla larghezza delle spalle;

- respira lentamente;

- con le mani, inizia un massaggio gentile verso l'alto e verso il basso partendo dalla zona inferiore della schiena e arrivando poi alla zona addominale;

- gioca con i polpastrelli sulla zona addominale, come se stessi suonando uno strumento musicale;

- sposta di nuovo le mani sulla zona inferiore della schiena e continua con il movimento dei polpastrelli, dopodiché, con le nocche delle dita, esegui dei movimenti circolari.

Automassaggio per i piedi

- mettiti a piedi nudi;

- siediti e inizia ad effettuare dei movimenti circolari prima con un piede e poi con l'altro;

- afferra la punta di uno dei piedi con le mani ed effettua altri movimenti circolari, dopodiché, fai lo stesso per ogni singolo dito;

- afferra la pelle che si trova nello spazio tra un dito e l'altro e stringila delicatamente come se i polpastrelli fossero delle pinze;

- passa a massaggiare la pianta del piede partendo dalle dita e arrivando fino al tallone;

- sposta le mani sulla parte alta del piede e continua a massaggiare.

Automassaggio per il mal di testa

I movimenti suggeriti per praticare l'automassaggio per il mal di testa possono anche essere eseguiti singolarmente:

- chiudi gli occhi, alleggerisci ogni tensione e concentrati sul tuo respiro;

- con i polpastrelli, effettua dei movimenti circolari nella zona del trapezio;

- sali lentamente verso il collo e continua con i movimenti circolari fino a raggiungere la parte bassa della testa;

- arriva alle orecchie, massaggiandole con delicatezza ed effettuando dei delicati movimenti circolari anche dietro;

- spostati nella zona del viso, iniziando ad effettuare una lieve pressione sulla parte alta del naso, prosegui con dei movimenti circolari sulla fronte.

Lo yoga

Attraverso la stimolazione del nervo vago si possono ottenere diversi vantaggi per il corpo e anche per la mente. Uno dei metodi naturali per stimolare il nervo vago è lo Yoga, attività numero uno al mondo per favorire il rilassamento psicologico e una maggiore consapevolezza del proprio corpo, oltre che un'ottima tonificazione dei muscoli.

Lo yoga è tra le attività più consigliate quando c'è bisogno di stimolare il nervo vago per favorire il miglioramento di alcuni sintomi come gli stati di ansia, gli attacchi di panico, il senso di confusione e persino i problemi digestivi.

È la combinazione di movimenti, respirazione controllata e meditazione che rende lo yoga perfetto per poter stimolare il nervo vago. Si crea in automatico un equilibrio tra l'interno e l'esterno, tra *Yin* e *Yang*, perché, per eseguire i movimenti nel modo corretto, è necessario rilassarsi e non pensare ad altro se non al proprio corpo e alla propria mente.

Già a partire dalle prime sessioni di yoga ci si sente più rilassati, ma sono necessari almeno un paio di mesi di attività costante per poter notare i benefici ottenuti. Anche la scienza conferma che lo yoga apporta numerosi benefici sia a livello fisico che a livello psicologico.

Lo yoga riduce lo stress perché consente di abbassare i livelli di cortisolo e degli altri ormoni dello stress, favorendo il rilascio di quelli del benessere. Tralasciando lo stress positivo relativo a una regolare e salutare attività fisica, quando siamo toppo affaticati e nervosi e ci facciamo prendere dalla frenesia quotidiana, l'organismo entra in agitazione e, letteralmente, si infiamma.

Con un eccessivo aumento dei livelli di cortisolo, si crea un deficit a livello proteico, catabolico e immunitario. In altre parole, l'organismo si indebolisce. Oltre a quelle fisiche, subentrano anche difficoltà di concentrazione e conseguenti stati confusionali e di nervosismo, che portano a un minor rendimento nella vita professionale e nella vita privata. Tutto ciò ci insegna quanto sia importante condurre uno stile di vita equilibrato e che dobbiamo considerare il nostro benessere una priorità, perché solo se abbiamo una buona armonia psico-fisica possiamo eccellere anche in altri ambiti di nostro interesse.

Diminuendo il livello di cortisolo, automaticamente, si riducono anche il livello di ansia, il senso di stanchezza e anche la tendenza ad avere un cattivo umore. Ecco perché dovremmo impegnarci per trovare ogni possibile stratagemma per raggiungere il rilassamento fisico e mentale perché è ciò che ci consente di diventare più forti, più calmi, più sereni e più felici.

Se un eccesso di cortisolo è nocivo, l'innalzamento del livello degli ormoni della felicità e del benessere dovrebbe essere la nostra priorità.

Ci sono due modi per aumentare la serotonina: preferire alimenti ricchi di vitamine che agiscono sul rilascio di questi ormoni, oppure praticare attività fisica, soprattutto yoga.

Non ti occorrono sforzi eccessivi, è sufficiente un po' di impegno quotidiano, anche solo pochi minuti al giorno per praticare yoga. Ciò che conta è farsi seguire da un bravo insegnante senza improvvisare per evitare di ottenere l'effetto opposto o di eseguire esercizi e posizioni nel modo sbagliato.

Un altro fattore che mette lo yoga ai primi posti tra le principali attività che stimolano nel modo corretto il nervo vago è il riscontro di un minor numero di infiammazioni. Infatti, praticando yoga, si rinforza l'organismo e quindi anche il sistema immunitario.

Calmando la mente e il fisico, lo yoga agisce sul sistema nervoso parasimpatico spronando il rilassamento generale e anche un miglioramento del sistema cardio-circolatorio.

Le persone che iniziano a praticare yoga, dopo un po', modificano il proprio stile di vita, adottando abitudini più sane per conservare i benefici ottenuti a livello fisico e mentale: postura migliore, spalle meno curve, maggiore agilità, minore livello di depressione e cattivo umore.

C'è molto da dire sullo yoga e poche righe non sono sufficienti. Esistono varie branche derivate da questa disciplina, ma la più diffusa è l'*hatha yoga*, che si basa sul principio secondo il quale esiste una relazione bidirezionale nell'influenza tra mente e corpo e corpo e mente. L'una influisce sull'altro e viceversa ed è per questo che, eseguendo le *asana*, ossia le posizioni yoga, e praticando il *pranayama*, ossia la respirazione profonda e controllata, si recupera la calma interiore.

Lo yoga è un vero toccasana per il tono vagale perché favorisce il rilassamento attraverso il controllo della respirazione e attraverso delicati movimenti che ci permettono di entrare in connessione con noi stessi.

Un piccolo esempio può essere utile per spiegare perché lo yoga aiuta a superare l'ansia, lo stress e la depressione e a favorire il buon umore: quando ci troviamo in un momento di forte preoccupazione dovuto al lavoro, ci sentiamo demotivati e stanchi, abbiamo poca voglia di mangiare e ci chiudiamo in noi stessi perché abbiamo poca voglia di socializzare; viceversa, se riceviamo una buona notizia, come una promozione o una nuova proposta di lavoro, improvvisamente diventiamo felici, siamo di buon umore, ritroviamo la voglia di fare le cose, abbiamo voglia di parlare con tutti per raccontare la bella notizia e ci ritorna anche l'appetito. Questo cambiamento di umore è avvenuto perché le emozioni suscitate dalla bella notizia hanno contribuito involontariamente a stimolare il nervo vago perché abbiamo provato sensazioni di felicità, abbiamo sorriso, il nostro corpo si è calmato rispetto allo stato d'animo precedente. Quindi, praticando volontariamente un'attività come lo Yoga, è impossibile non ottenere dei benefici perché i cambiamenti avvengono a livello psico-fisico grazie al rilassamento generale generato da *asana* e *pranayama*.

Praticare yoga ti rende resiliente, ti consente di adattarti ad ogni situazione come l'acqua in contenitori diversi, ti aiuta a trovare la calma e a non farti sopraffare da quegli odiosi stati di ansia e paura che fanno abbassare il tono vagale.

Nei paragrafi precedenti, si è detto che il nervo vago influenza l'umore e la gestione delle emozioni. Lo yoga ti insegna che tutto è connesso, dentro e fuori, che davvero sei ciò che mangi e ciò che fai perché, nel caso della gestione delle emozioni, imparando a controllare il respiro, impari anche ad assumere un comportamento diverso in contesti e situazioni dove di solito sei agitato oppure spaventato.

Acquisendo maggiore consapevolezza del tuo corpo e della tua mente, tenderai ad assumere atteggiamenti caratterizzati da gentilezza, resilienza e comprensione verso l'altro e questo apporterà un rilassamento generale al tuo organismo, stimolando così in modo ottimale il nervo vago.

Praticando yoga, imparerai a controllare la respirazione, a conoscere il tuo corpo e a seguire il flusso delle tue emozioni. Ti accorgerai che, più diventerai flessibile nel corpo e più lo sarai anche nella mente e più ti concentrerai sulle posizioni da assumere, che non devono subito essere perfette ma solo benefiche, e più ti accorgerai che il tuo livello di benessere psico-fisico aumenta di volta in volta.

In effetti, se ci rifletti, anche quando prendi consapevolmente la decisione di cambiare stile di vita, preferendo un atteggiamento diverso, più pacifico, rilassato e comprensivo, ti rendi conto che ti senti meglio moralmente e anche fisicamente. Lo yoga agevola questo processo perché, nel tempo, ti abitua a preferire la calma al nervosismo.

La respirazione diaframmatica è il primo passo per aiutare il nervo vago e combattere ansia, depressione e agitazione perché favorisce il rilassamento, riduce lo stress e migliora la pressione sanguigna. Non solo. Respirando con il diaframma, aumenti anche la tua resistenza e la tua abilità nello svolgimento degli esercizi di yoga; di conseguenza, potrà apparirti ripetitivo, ma aumenterà anche il tuo buon umore e ti sentirai molto meno stressato.

Esercizi di yoga per combattere la depressione

Esiste una vasta gamma di posizioni yoga o *asana*, ognuna con un nome specifico ispirato al mondo animale, alla natura, alle forme geometriche e anche a posizioni umane e ognuna rimasta immutata nel tempo. Infatti, anche se è difficile stabilire quali siano le vere origini dello yoga, che inizialmente veniva tramandato solo per via orale perché i precursori credevano che si trattasse di una pratica individuale e privata, sono stati rivenuti degli antichi testi che riportavano la raffigurazione delle posizioni yoga così come oggi le conosciamo.

Elencare tutte le posizioni yoga è impossibile perché sono tantissime, ma tutte hanno un effetto benefico sul tono vagale. Alcune sono molto efficaci per alleviare i sintomi più comuni derivati dall'infiammazione del nervo vagale. Nelle prossime righe, trovi le indicazioni che ti spiegano come poterle eseguire.

Le posizioni yoga suggerite per stimolare il tono vagale sono:

- Il pranayama

- La posizione del cadavere

- La posizione del guerriero

- La posizione del tuono

- Il cane a testa in gù

- La posizione dell'aquila

- La pinza seduta

- La posizione dell'aratro

- La posizione del bambino felice

Per eseguire queste posizioni ti occorrono:

- un tappetino da ginnastica, un telo morbido oppure una coperta da piegare a metà;

- un cuscino;

- abbigliamento comodo.

Per intensificare i benefici dello yoga, puoi:

- mettere in sottofondo una musica rilassante;

- abbinare l'*humming* alle posizioni;

- scegliere di eseguire le posizioni yoga all'aria aperta, per esempio in spiaggia, in riva al mare oppure in un parco; in alternativa, va benissimo qualunque angolo della tua casa con uno spazio sufficiente per poterti muovere in comodità e in libertà;

- se puoi, pratica yoga la mattina presto, altrimenti, va bene qualsiasi momento libero della tua giornata.

Tutti possiamo praticare yoga, non ci sono persone più adatte o meno adatte, ma ci sono alcuni accorgimenti da seguire:

- prima di inserire le posizioni yoga nella tua routine di stimolazione del tono vagale, consultati con un medico oppure con un esperto di questa disciplina per sapere se puoi eseguirle oppure se, nel tuo caso, sono necessari altri rimedi per poter guarire dai sintomi associati all'infiammazione vagale;

- ci sono posizioni che sono sconsigliate in caso di gravidanza; anche in questo caso, consultati con il tuo medico di fiducia;

- per scongiurare il rischio di infortuni, prima di eseguire le posizioni yoga, è preferibile iniziare con un riscaldamento generale del corpo e con un po' di stretching;

- esegui le posizioni rispettando i limiti del tuo corpo, non è necessaria la perfezione.

Il pranayama per una respirazione consapevole e un umore migliore

Il *pranayama* include tutte le tecniche di meditazione e respirazione che stanno alla base dello yoga e che, se ben eseguite, inducono la calma mentale attraverso il controllo del respiro, irradiando il corpo di nuova linfa ed energia. Per chi non conosce lo yoga e le tecniche di respirazione, questo concetto può sembrare strano, ma praticando yoga tutto sarà più chiaro, perché, ad essere stimolato, sarà proprio il tono vagale, con tutti i benefici conseguenti che, inizialmente, saranno impercettibili, ma che, nel tempo, diventeranno evidenti perché vedremo scomparire la tristezza, la tensione, la depressione e anche gli attacchi di panico, poiché sarà la nostra mente a cambiare, ancor prima del nostro corpo, che rinascerà ugualmente grazie al fatto che tutti i sintomi e le infiammazioni saranno molto più lievi.

Il *pranayama* è una terapia naturale per curare la depressione perché rinforza lo spirito e purifica la mente, rigenerando la percezione del sé e migliorando l'umore. Grazie al *pranayama*, imparerai ad allungare il tuo respiro, incrementerai la tua soglia di attenzione e di concentrazione e sarai molto meno nervoso.

Esistono diverse varianti delle tecniche di *pranayama*. Qui di seguito ne trovi cinque

Il respiro della vittoria - *Ujjayi*

- siediti con le gambe incrociate e la schiena dritta, chiudi gli occhi e allenta la tensione delle spalle, del collo e del viso. Rilassati come se volessi dormire;

- inspira ed espira con la bocca aperta, concentrandoti intensamente sull'aria che esce dalla bocca;

- in seguito, inspira ed espira con la bocca chiusa, concentrandoti intensamente sull'aria che esce dal naso.

Respirazione alternata – Nadi Shodana

- siediti con le gambe incrociate e la schiena dritta;

- concentrati sull'aria che entra ed esce dalle narici;

- porta la mano destra verso il viso e usa il pollice, l'anulare e il mignolo per chiudere le narici;

- respira chiudendo e aprendo alternatamente le narici, facendo in modo di inspirare dalla narice sinistra e di espirare con quella destra e viceversa.

Respirazione del leone – *Simhasana*

- siediti sulle ginocchia e chiudi i pugni;

- inspira ed espira profondamente con il naso;

- quando espiri, apri le mani, alza la testa e fai uscire l'aria dalla bocca aprendola il più possibile come farebbe un leone, facendo una linguaccia e provando a pronunciare la lettera "A".

La pozione del cadavere per sviluppare la consapevolezza

La posizione del cadavere o Shavasana è una delle più indicate tra gli esercizi di yoga contro la depressione perché si basa sul principio della consapevolezza e fa parte del Raja yoga, una branca dello yoga concentrata soprattutto sulla percezione e sulla connessione con la propria mente, perfetta per superare le infiammazioni dell'anima come la depressione e la tristezza.

L'obiettivo di questa posizione è riuscire a creare un equilibrio tra il controllo del corpo e le sensazioni che percepiamo e il controllo della mente con tutte le emozioni che la attraversano. All'inizio, la *Shavasana* non è semplice da eseguire, ma con la pratica quotidiana riuscirai a scioglierti di più e a raggiungere il rilassamento fisico e mentale del quale hai bisogno perché è un esercizio che ti mette faccia a faccia con i tuoi turbamenti interiori, con i ricordi e gli episodi della tua vita che possono averti portato a sentirti depresso.

Anche se la *Shavasana* è una posizione che si esegue stando distesi e si raggiunge attraverso alcune fasi che vanno a favorire il rilassamento:

siediti sul tappetino da ginnastica o sul telo morbido che hai scelto per eseguire questa posizione e appoggia le piante dei piedi al suolo;

concentrati sul respiro;

chiudi gli occhi e porta le mani alla nuca;

spingi lentamente la schiena verso l'indietro, sentendo il torace e le spalle che si distendono, fino a stenderti completamente anche con le gambe e con le braccia, che devono essere leggermente allargate;

gira i palmi delle mani verso l'alto e prova a visualizzare ogni singola parte del tuo corpo e i punti dove senti le infiammazioni che aderiscono al tappetino o al telo;

rilassati e cerca di collegare ogni tua infiammazione alle emozioni che provi;

ritorna alla posizione di partenza con calma.

La posizione del guerriero per rigenerare il tuo equilibrio interiore

La posizione del guerriero o *Virabhadrasana* ti aiuta a ritrovare l'equilibrio fisico ed emozionale e a sviluppare calma, pazienza e anche forza, sia nel corpo che nella mente, agevolando i meccanismi di rilascio degli ormoni. È una posizione che andrebbe eseguita spesso perché riesce a tenere lontano lo spettro della depressione, rinvigorendo il tono dell'umore e il tono fisico perché coinvolge il lavoro di tutto il corpo, in particolare delle spalle, della schiena, delle gambe e dei glutei. Questa posizione ti fa sentire meglio se la pratichi spesso perché è benefica anche per risolvere i problemi intestinali e digestivi, che causano disagi che si ripercuotono inevitabilmente anche sull'umore.

Evita di eseguire questa posizione se soffri di:

- disturbi circolatori;

- disturbi respiratori;

- traumi alla schiena;

- problemi di pressione.

In tutti questi casi, chiedi consiglio al tuo medico o a un esperto di yoga, che sapranno suggerirti una valida alternativa.

I movimenti seguenti ti forniscono indicazioni per eseguire la posa del guerriero:

- mettiti in piedi con le gambe divaricate a una larghezza maggiore delle spalle;

- apri le braccia con i palmi delle mani rivolti verso il basso;

- rivolgi la punta del piede destro verso l'esterno e la punta del piede sinistro giusto un po' verso l'interno;

- abbassati piegando il ginocchio destro a novanta gradi;

- allinea il busto ed evita di spostarlo in avanti o di lato;

- concentrati sulla respirazione inspirando ed espirando;

- inverti la posizione, gira la testa dal lato opposto, rivolgi la punta del piede sinistro verso l'esterno e la punta del piede destro solo un po' verso l'interno, piegando il ginocchio sinistro a novanta gradi.

La posizione del tuono per digerire meglio

La posizione del tuono o Vajrasana, detta anche posizione del diamante, può aiutarti a digerire meglio. È una posizione che conferisce maggiore energia fisica e fa lavorare molto la parte bassa del corpo, in particolare l'addome e le gambe, e funge da antidolorifico naturale per i dolori mestruali, i mal di pancia e le infiammazioni del basso ventre. Va però detto che è controindicata in caso di gravidanza, disturbi alle ginocchia e alle caviglie e problemi alla schiena.

Per eseguire la posizione del tuono o Vajrasana, oltre a un tappetino o a un telo da ginnastica, potresti avere bisogno di un cuscino, soprattutto se è la prima volta che provi questa posizione yoga.

La posizione del tuono o Vajrasana si esegue in questo modo:

prima di eseguire questa posizione, è consigliabile fare un po' di stretching per distendere le gambe. Puoi farlo in piedi con le gambe divaricate, abbassando la schiena in avanti con le mani verso la punta dei piedi oppure mettendoti seduto con le gambe distese, spingendo la schiena e le mani verso i piedi; in ambo i casi, non è necessario che arrivi a toccare le punte dei piedi, fermati dove riesci senza fare sforzi;

in seguito, mettiti seduto sulle ginocchia, appoggiando i glutei sui talloni o sulla pianta dei piedi in modo leggero; se non riesci o avverti difficoltà, metti un cuscino tra i piedi e i glutei, così da avere maggiore comodità;

distendi la schiena, tieni la testa dritta, guarda in un punto fisso davanti a te e chiudi gli occhi;

appoggia i palmi delle mani sulle ginocchia e concentrati sulla respirazione inspirando ed espirando.

Il cane a testa in giù per vincere l'insonnia

Il cane a testa in giù o *Adho Mukha Svanasana* è una posizione yoga che, se praticata con regolarità, si trasforma nella formula segreta per essere davvero felici e in forma sia dentro che fuori. Infatti, attraverso il modo in cui dobbiamo posizionare il corpo, tonifichiamo gli addominali, le spalle, il retro coscia e i polpacci, migliorando così anche la nostra postura e il sistema respiratorio, prevenendo addirittura anche problemi alle ossa. Questo beneficio si estende anche alla nostra mente perché, grazie a una postura più corretta e alla possibilità di poter respirare meglio, anche lo stato di agitazione e depressione che avvertiamo si allevia e questo genera un rilassamento generale che influisce anche sul collo e sulle spalle, diminuendo la tipica rigidità causata dalla tensione emotiva.

La posizione del cane a testa in giù va eseguita correttamente nel seguente modo per evitare di spostare tutto il peso del corpo sulla schiena:

mettiti in ginocchio sul tappetino da ginnastica oppure sul telo morbido che hai scelto di utilizzare per eseguire questa posizione e allunga le mani in avanti fino a metterti a quattro zampe, proprio come fanno i cuccioli, dopodiché solleva piano piano i glutei e i fianchi, alzando le punte dei piedi;

ricorda di controllare la respirazione inspirando ed espirando;

prova ad appoggiare i talloni a terra; se non riesci, non fare sforzi, ma piega leggermente le ginocchia;

contrai l'addome e distendi la schiena e le braccia;

mantenendo la posizione, effettua dei delicati movimenti in avanti e indietro con la schiena.

La posizione dell'aquila per contrastare gli attacchi di panico e aumentare la concentrazione

La posizione dell'aquila o *Garudasana* rafforza le tue capacità di equilibrio, di attenzione e concentrazione, che tendono a indebolirsi quando sei stressato o ti senti depresso. A differenza delle altre posizioni yoga, quella dell'aquila richiede una grande capacità di concentrazione per poter controllare l'equilibrio della parte alta e della parte bassa del corpo per il modo in cui devi incrociare le gambe, cercando di restare in asse senza dondolare né a destra né a sinistra; per tale ragione, questa posizione mette alla prova i tuoi muscoli, tonificandoli e rendendoti anche più flessibile. La forza e le energie che impieghi per eseguire questa posizione ti portano a mettere da parte pensieri disturbanti, emozioni negative e ogni altra immagine mentale che ti turba perché dovrai porre tutta la tua attenzione sull'equilibrio e questo tenderà a placare l'ansia e anche gli attacchi di panico.

Se non vedi l'ora di provare la posizione dell'aquila, qui di seguito trovi i movimenti per eseguirla:

- mettiti a piedi uniti sul tappetino da ginnastica o sul telo morbido che hai scelto di utilizzare per eseguire questa posizione e cerca di assumere una postura corretta, guardando in un punto fisso davanti a te, con le braccia distese lungo i fianchi;

- piega le gambe come se ti volessi sedere;

- solleva la gamba destra e appoggiala su quella sinistra;

- evitando di muovere il bacino e il busto, che devono invece rimanere dritti, piegati leggermente e cerca di stendere la schiena come se volessi sembrare più alto;

- alza le braccia verso l'esterno con i palmi rivolti verso il basso;

- metti il braccio destro sotto quello sinistro, toccandoti i palmi delle mani;

- concentrati sulla respirazione e mantieni l'equilibrio più che puoi.

La pinza seduta per dire addio all'ansia e alla stanchezza

La posizione della pinza o *Paschimottanasana* ti può aiutare a superare gli stati di ansia e la spossatezza provocati dalla preoccupazione e dallo stress fisico. Questa posizione ti aiuta a metterti in forma e apporta benefici all'utero, alle ovaie, ai reni e al fegato e, in più, ha anche un effetto tonificante e rilassante.

Ecco come puoi eseguire la posizione della pinza seduta:

- siediti sul tappetino da ginnastica o sul telo morbido che hai scelto per eseguire gli esercizi di yoga e mettiti con la schiena dritta e le gambe teste in avanti con la punta dei piedi rivolta verso l'alto;

- controlla il respiro inspirando ed espirando;

- alza le braccia e piega il busto in avanti, evitando di curvare la schiena e cercando di raggiungere la punta dei piedi e di toccarla con le mani; se non riesci, piega il busto fin dove arrivi senza fare sforzi e ricordando di tenere la schiena dritta;

- mantieni la posizione per alcuni secondi;

- torna lentamente alla posizione di partenza.

La posizione dell'aratro per liberarsi dalla tensione emotiva e dal mal di testa

La posizione dell'aratro o *Halasana* ti aiuterà a liberarti dal mal di testa e da molti altri sintomi infiammatori legati alle disfunzioni del nervo vago. È una posizione che rinforza la schiena, le gambe e gli addominali e che stimola il metabolismo. È forse una delle posizioni yoga che, più delle altre, può aiutare il nervo vago perché, ruotando il corpo in avanti, si crea una leggera pressione sui nervi della zona del collo e questo fa sì che ci sia un effetto benefico anche sul sistema ormonale, incidendo sul funzionamento della tiroide, dell'ipofisi e del sistema immunitario; in più, a giovarne è anche la respirazione diaframmatica.

In particolare, esercitando una pressione sulla zona di collo e spalle, si va ad alleviare la tensione generata dal nervosismo e dagli stati di ansia, creando una perfetta sinergia tra ciò che è associato alla dimensione psicosomatica e somatopsichica.

Per eseguire la posizione dell'aratro, hai bisogno di una sedia e anche di prestare attenzione ad alcuni accorgimenti. La sedia, oppure uno sgabello o di un piano di appoggio, ti servono inizialmente per appoggiare i piedi se non riesci subito a portarli più avanti della testa.

Per quanto riguarda gli aspetti ai quali devi porre attenzione, è importante sapere che:

se hai problemi di respirazione o di asma e di cervicale, evita di eseguire questa posizione oppure fatti aiutare da un esperto;

questa posizione va evitata durante la gravidanza;

mentre esegui questa posizione, non devi muovere né il collo né la testa.

Ecco come eseguire la posizione dell'aratro:

siediti a metà del tappetino da ginnastica o del telo morbido che hai scelto per eseguire questa posizione;

stenditi a pancia in su e distendi le braccia tenendole a qualche centimetro distanti dai fianchi;

controlla la respirazione inspirando ed espirando;

spingi le gambe in alto e portale più avanti della testa posando le punte dei piedi a terra e, se riesci, unisci le dita delle mani; all'inizio, puoi appoggiare i piedi su una sedia, che andrai a posizionare a qualche centimetro di distanza dietro la testa;

riapri le mani, metti le braccia come nella fase precedente e ritorna alla posizione di partenza.

La posizione del bambino felice per ritrovare la tua serenità

La posizione del bambino felice o Ananda Balasana ti fa ritrovare l'energia e il vigore mentale e ti aiuta a riconnetterti con le tue emozioni più profonde. Questa posizione è molto benefica per i fianchi e per l'interno e il retro coscia che, nell'esecuzione dei movimenti, vengono distesi; in più, riesce a calmare le infiammazioni della zona lombare e a distendere la schiena. Il risultato di questi benefici si convoglia anche in questo caso in una maggiore calma e in una notevole riduzione dello stress.

La posizione del bambino felice si esegue in questo modo:

sul tappetino da ginnastica o sul telo morbido che hai scelto di utilizzare per eseguire questa posizione, mettiti in posizione supina con le gambe piegate;

senza fare sforzi, porta entrambe le ginocchia al petto e avvolgile con le braccia, come se ti stessi abbracciando;

inspira ed espira lentamente, solleva il piede destro e toccalo con le mani. Fai la stessa cosa anche per l'altro piede;

allarga le gambe e continua a concentrarti con il respiro;

ritorna alla posizione precedente con le ginocchia al petto avvolte tra le braccia.

NERVO VAGO E ALIMENTAZIONE

Un'altra ragione delle infiammazioni sono anche gli alimenti che il nostro organismo rifiuta, per esempio cibi ad alto contenuto di zuccheri o sale.

Quando c'è una disfunzione del nervo vago, dovuta per esempio a una situazione di stress, ci sono reazioni di tipo metabolico che si manifestano con iperglicemia, allergie e altri effetti.

Anche ciò che mangi cambia il tuo corpo sia dentro che fuori. Mangiando bene non otterrai solo un'ottima forma fisica, ma costruirai un equilibrio generale per tutto l'organismo perché anche i cibi che mangi possono avere effetti benefici sul tuo umore e anche prevenire l'insorgere di infiammazioni.

Mangiare bene è indispensabile per la salute del nostro organismo. Bilanciare la frequenza dei pasti e le giuste quantità è tra i rimedi principali e a portata di mano per tenere alto il tono il tono vagale e dare energia alla tua mente e al tuo corpo.

Ancor prima di scegliere il cibo sano, è importante non saltare i pasti, a partire dalla prima colazione, che è il pasto iniziale della giornata dal quale devi ottenere le energie e i nutrienti per poter affrontare con vigore le prime ore del mattino. Allo stesso modo, anche gli snack tra un pasto e l'alto sono importanti perché ti consentono di non arrivare a pranzo o a cena con lo stomaco vuoto e di non avere cali di energie durante il giorno.

Concedersi una coccola culinaria ogni tanto fa bene, ma è importante che si tratti di cibo di qualità e cotto nel modo giusto. Questa coccola può diventare un'abitudine se cominci a inserire nella tua alimentazione quotidiana i cibi del buon umore, che puoi trasformare negli ingredienti per piatti invitanti, sani, belli da vedere e buoni da mangiare.

Ci sono alcuni alimenti attraverso i quali puoi acquisire vitamine e nutrienti necessari per alzare il livello del tuo umore e tenere alla larga le emozioni che ti fanno sentire depresso. Nutrirsi bene significa mangiare alimenti che fanno bene al nostro organismo.

È importante affidarsi a un medico esperto di nutrizione che possa dare le giuste indicazioni su quali cibi sono tossici per il nostro corpo e quali invece ci fanno bene, poiché, possono esistere degli alimenti che, pur essendo apparentemente sani, possono nascondere dei componenti che possono causarci infiammazioni e allergie.

C'è una vasta gamma di cibi che ci possono aiutare nel mantenere il buon umore e nel prevenire ansia e depressione. La lista che segue ne elenca alcuni nel caso tu decida di aggiungerli al carrello della spesa, per contribuire in ogni momento della tua giornata al miglioramento del tono vagale abbinando una sana alimentazione agli esercizi e alle strategie per rilassare corpo e mente:

- cibi con vitamina A: carote, pesche, albicocche, paprika, zucca, patate dolci, anguria, frutti rossi;

- cibi con vitamine del gruppo B: avena, soia, cereali integrali, riso, quinoa, legumi, frutta secca, paprika, peperoncino, salmone, tonno, merluzzo, uova, yogurt, verdure a foglia verde;

- cibi con vitamina C: arance, fragole, kiwi, pomodori, ananas;

- cibi con vitamina D: formaggi, latte, salmone, tonno, funghi;

- cibi con vitamina E: patate dolci, olio d'oliva, spinaci, ceci, pane integrale, mandorle, nocciole, anacardi, arachidi, pistacchi, germe di grano, parmigiano, latte, yogurt;

- cibi con Omega-3: pesce azzurro, germe di grano, frutta secca;

- cibi che contengono antiossidanti: frutti rossi, kiwi, carote, pomodori, riso integrale, broccoli, olio d'oliva, cipolle, aglio, cioccolato fondente.

Oltre ai cibi sopra elencati, c'è anche un altro ingrediente fondamentale per garantire il tuo benessere e un'ottima funzionalità del nervo vago: l'acqua.

Il nostro corpo è composto per circa il sessanta per cento di acqua, che per noi è come il carburante per le automobili. Integrarla nella nostra nutrizione quotidiana è indispensabile per il corretto funzionamento del nostro organismo.

Secondo l'opinione comune, la soluzione ideale per raggiungere il fabbisogno giornaliero di acqua è berne un litro e mezzo o due litri al giorno. In realtà, ognuno di noi, in base al sesso, all'età, al peso e all'altezza, può avere bisogno di una diversa quantità di acqua e, quindi, è preferibile chiedere un consulto al proprio medico di fiducia oppure a un esperto di nutrizione e alimentazione per sapere quanta acqua dobbiamo bere ogni giorno per prenderci cura del nostro organismo.

L'acqua si può considerare come il primo gradino della piramide delle cose da fare assolutamente per tenere alto il tono vagale perché:

- contribuisce a modulare i livelli della pressione grazie alla stimolazione della diuresi;

- aiuta nell'eliminazione delle scorie perché stimola la regolarità intestinale;

- idrata l'organismo nutrendo e depurando la pelle;

- nutre i muscoli e riduce l'insorgere dei crampi;

- aumenta le difese immunitarie;

- aiuta il metabolismo e il dimagrimento;

- stimola il rilascio degli ormoni del benessere, in particolare le endorfine, favorendo il buon umore.

Per contro, una carenza di acqua nell'organismo comporta:

- difficoltà di concentrazione e di memoria;

- mal di testa;

- disturbi digestivi;

- debolezza.

CONCLUSIONE

Sei giunto alle ultime pagine di questa guida. Ora sai che cos'è il nervo vago, come funziona e perché è così importante per il nostro organismo. Leggendo questa guida, hai scoperto che ci sono tante strategie per stimolare il tono vagale tra esercizio fisico mirato, attività creative e meditazione.

Sperando di aver soddisfatto le tue curiosità e le tue aspettative con i consigli che hai trovato nelle diverse sezioni, ricorda che:

prima di mettere in pratica gli esercizi e le strategie di stimolazione del nervo vago, chiedere il parere al tuo medico di fiducia può esserti utile per scoprire che cosa è più adatto per i tuoi sintomi e che cosa sarebbe preferibile evitare;

se ti senti fortemente depresso, chiedi aiuto a chi ti vuole bene e affidati a un medico esperto;

ogni cosa, qualsiasi progetto si inizia facendo dei piccoli passi. Non pretendere troppo da te stesso. Se approcci per la prima volta a strategie ed esercizi come quelli proposti in questa guida, evita di strafare e poniti degli obiettivi giornalieri o settimanali realmente raggiungibili. Stilando una lista troppo ricca di cose da fare, rischierai di stressarti e di sentirti insoddisfatto, esattamente l'opposto di quello che desideri ottenere;

per quanto riguarda gli esercizi fisici per stimolare il tono vagale e vincere ansia e depressione, se alcuni movimenti non riesci a eseguirli, non importa. Pian piano imparerai. Non paragonarti a chi è più agile o flessibile di te. Ricorda che si tratta di esercizi per rilassarti e calmare la mente;

la gratitudine e l'apprezzamento per le cose belle che hai è il primo passo per il raggiungimento della serenità e per allontanare il rischio di depressione;

se questa guida ti è stata utile, lascia una recensione e scrivi che cosa ne pensi. Il tuo parere è prezioso perché fornisce indicazioni per poter scrivere una nuova guida dedicata ad altre tematiche di tuo interesse.

www.ingramcontent.com/pod-product-compliance
Lightning Source LLC
Chambersburg PA
CBHW071225240726

48654CB00009B/924